我的健康怎麼了

改變習慣，立即甩掉惱人毛病

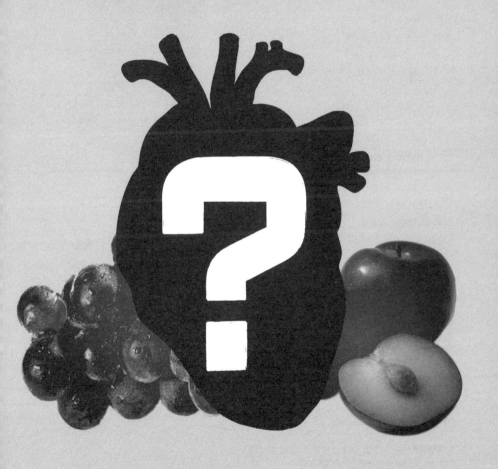

i-smart

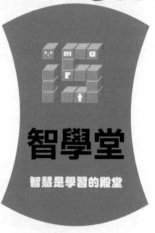

智學堂
智慧是學習的殿堂

國家圖書館出版品預行編目資料

我的健康怎麼了？改變習慣，立即甩掉惱人毛病！
　　／ 黃慈芬編著. -- 初版.
　-- 新北市：智學堂文化，民104.10
　面； 公分. --（智慧生活系列；6）
　　ISBN 978-986-5819-81-1(平裝)
　1.健康法　　　　　　2.保健常識
411.1　　　　　　　　　　104016874

智慧生活系列：06

我的健康怎麼了？改變習慣，立即甩掉惱人毛病！

編　　著 — 黃慈芬
出 版 者 — 智學堂文化事業有限公司
執行編輯 — 陳愷欣
美術編輯 — 姚恩涵
地　　址 — 22103　新北市汐止區大同路三段一百九十四號九樓之一
　　　　　　TEL　（02）8647-3663
　　　　　　FAX　（02）8647-3660

總 經 銷 — 永續圖書有限公司
劃撥帳號 — 18669219
出 版 日 — 2015年10月

法律顧問 — 方圓法律事務所　涂成樞律師
CVS 代理 — 美璟文化有限公司
　　　　　　TEL　（02）27239968
　　　　　　FAX　（02）27239668

Chapter 1

美麗原來很簡單 010

Chapter 3
健康保健有妙招 094

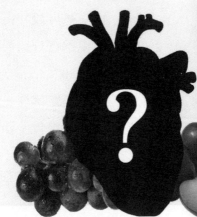

1

美麗原來很簡單

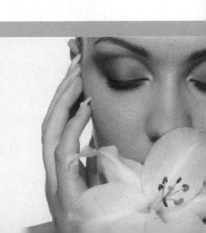

打造美女的小妙方

有人說過，這個世界上沒有醜女人，只有懶女人。要知道美女是要打造的，只要肯動手，你也會成為美女哦！

1. 睡前拿小黃瓜切片敷左臉上過幾分鐘拿下來，持續一個月你的臉就會白嫩。

2. 睡前用化妝棉浸濕化妝水，敷在臉上20分鐘，每週3次，你的皮膚會變得水亮清透。

3. 每天起床喝2杯水，可清腸胃。

4. 外出時要擦隔離霜及防曬乳，回到家要馬上卸妝。

5. 先用溫水再用冷水洗臉，這會讓肌膚既乾淨且毛細孔會變小。

6. 多喝水不要熬夜，少吃油炸類的東西。

7. 每晚洗完臉後，將優酪乳倒在化妝棉上，直接敷在臉部，可祛斑兼美白。

8. 晚上少喝水，白天多喝水，睡前敷保濕面膜；多吃水果，不喝酒不抽菸。

9. 每週用純淨水洗臉 3～4 次，並經常以化妝棉蘸純淨水敷臉。

10. 無論晴天陰天都要注意防曬。

11. 加一小匙薏仁粉在大約 1000 毫升的水中飲用，可以美容，並且具有瘦身及瘦臉的功效。

12. 經濟許可的話，經常泡泡溫泉，可讓肌膚粉嫩光滑，還能消除疲勞。

13. 把優酪乳粉倒入鮮奶中（需密閉）經過 24 小時後，放入冰箱冷藏用來敷臉，美白效果顯著。

14. 用麵粉、蜂蜜及牛奶以 2：1：1 的配方調勻，每週敷臉 2 次，每次 15～20 分鐘，用溫水洗淨，然後將化妝棉沾化妝水輕拍臉蛋，持續下來，皮膚就會有很大改善。

15. 洗澡前，先將臉蛋清潔乾淨，然後將蜂蜜塗抹在臉上，讓洗澡時的蒸氣將蜂蜜蒸入毛孔，你會變得更漂亮。

蔬菜水果美容四招

1. 鳳梨 50 公克、蘋果 20 公克去皮切成小粒，連同燕麥片 5 公克充分攪拌後敷臉，10 分鐘後洗淨，可去角質，滑嫩肌膚。

2. 草莓 4 個，蜂蜜 1 湯匙加上少量麵粉，滴數滴橄欖油加以充分攪拌後敷臉，20 分鐘後洗淨，可美白皮膚，使之更富彈性。

3. 將一茶匙橙汁、一茶匙檸檬汁、加適量無糖乳酪充分攪拌後敷臉，10 分鐘後洗淨，可達到收緊粗大毛孔、美白皮膚的功效。

4. 半條去皮去子的黃瓜、一湯匙蜂蜜及一湯匙燕麥片加以充分攪拌後敷臉，15 分鐘後洗淨，可去除肌膚的多餘油脂令皮膚清爽。

巧喝水也美容

　　在飲用水中加入花粉，可保持青春活力和抗衰老。花粉中含有多種氨基酸、維生素、礦物質和酶類。天然酶能改變細胞色素，消除色素斑、雀斑，保持皮膚健康。

　　紅茶、綠茶都有益於健康，並有美容護膚功效。

　　茶葉具有降低血脂、助消化、殺菌、清熱解毒、調整糖代謝、抗衰老、祛斑及增強身體免疫功能等作用。但不宜飲濃茶及過量飲茶，以免妨礙鐵的吸收，造成貧血。

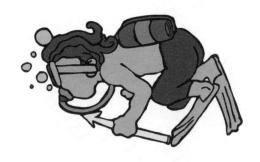

美容養顏巧用雞蛋

雞蛋不僅是飲食中的佳品也是美容佳品，用它做面膜，既簡單又有效，讓我們的肌膚告別斑斑點點。

一、醋蛋液：

取新鮮雞蛋一個，洗淨揩乾，在500毫升的醋中浸泡一個月。當蛋殼溶解於醋液之後，取一小湯匙溶液摻入一杯開水中，攪拌後服用，每天一杯。長期服用醋蛋液，能使皮膚光滑細膩，祛除臉部黑斑。

二、杏仁膏：

將90公克剝去皮的杏仁搗爛如膏狀，摻入雞蛋清調勻，每天睡前塗抹全臉，翌日早晨用淘米水洗淨。

三、磨砂膏：

為除去臉部角質層，打一顆雞蛋加一小匙細鹽，用毛巾蘸後在皮膚上來回輕輕擦磨，猶如使用磨砂膏一般。用此辦法找回美麗，簡單而快捷。

四、蜂蜜蛋白面膜：

新鮮雞蛋一個，蜂蜜一小湯匙，將兩者攪和均勻，臨睡前用乾淨軟刷子將此膜塗刷在臉部，其間可進行

按摩，刺激皮膚細胞，促進血液循環。待一段時間風乾後，用清水洗淨，每週兩次為宜。這種面膜還可以用水稀釋後搓手，冬季可防治皸裂。

五、蜂蜜蛋黃面膜：

在蛋黃中加入蜂蜜和麵粉調成濃漿，均勻塗敷臉部，不但能治粉刺，而且可預防秋冬皮膚乾燥。如果是油性皮膚，應加入一匙檸檬汁混合攪勻，用棉籤塗於臉上，15～20分鐘後以溫水洗去。

六、蛋黃面膜：

用牛奶摻入雞蛋清，或配用雞蛋黃調勻，塗於臉部15分鐘，對中性皮膚的保養效果尤佳。只需持續三個月，你的容顏便會煥然一新。

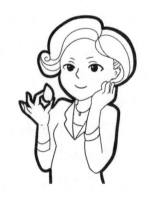

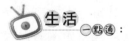 生活 一點通：

有些比較敏感的皮膚對某些面膜會有不適反應，如果第一次感覺不適就應立即停止使用，避免對皮膚造成傷害。

食鹽：秋季嫩膚主打

　　秋季天氣乾燥，皮膚也變得乾乾的，用食鹽來滋潤一下吧！將一勺食鹽放在手心裡，加入兩、三滴水，用指尖將鹽和水攪拌均勻，然後將鹽水由上自下塗抹在臉部。

　　在塗抹的過程中，手指可做環行按摩。等臉上的鹽水乾透，呈現出白粉狀時，以溫熱的清水洗掉鹽粉，然後再塗上保養品就可以了。只要持續一星期，臉部皮膚就能得到改善，呈現鮮嫩、透明感。

　　因為鹽能清除毛細孔中積聚的油脂，和皮膚表面的角質與污垢，對去除粉刺和黑頭有很好的效果。

養顏美容靠吃豆

在日常生活中，只要每餐都吃些豆類食物，持續兩周，人體便可增加對纖維的吸收，減少體內脂肪，增強身體免疫力，降低患病（特別是癌症）的機會。

一、碗豆能養顏美容：

碗豆味道甘醇可口，營養豐富，含有大量維生素A、C，氨基酸含量是眾豆之最，對養顏美容最具功效。

二、四季豆是美容佳品：

多吃四季豆可滋五臟、補血、補肝、明目，能幫助腸胃吸收，防治腳氣，亦可令肌膚保持光澤美麗。

三、綠豆可美目：

綠豆是防暑佳品，對消除嘴唇乾燥、嘴部生瘡、痱子、暗瘡等特別有效，多食還可以保護眼睛免遭病菌侵害，使雙眼更加明亮美麗。

四、黑豆可烏髮：

黑豆含鐵質較一般豆類高，多食可增強體質，抗衰老，令頭髮烏黑亮麗。另外，黑豆泡醋可降血壓。

五、大豆保護腸胃：

多食大豆有利於胃腸道的消化和吸收，也可潤澤皮膚。毛豆中的黃酮物質還可防止人體老化。

整粒黃豆，尤其是炒黃豆，由於胰蛋白抑制素的存在，使蛋白質消化吸收率很低。此外，黃豆中的某些糖分因不能被人體吸收而易引起腹脹，故儘量不吃整粒黃豆。

黃豆發芽後就是我們常吃的黃豆芽。豆類發芽時，由於酶的作用，促使豆中植酸降解，更多的鈣、磷、鐵、鋅等礦物質被釋放出來，並且增加了胡蘿蔔素、維生素B2、尼克酸等的含量，尤其能使本不含維生素C的大豆含有豐富的維生素C。

吃豆芽宜選芽部短粗者，豆芽越長營養則隨之減少。

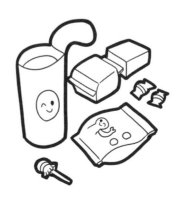

巧吃零食益健康

我們常聽人說吃零食有害健康，其實零食只要會吃，對健康是有益的。下面就列舉幾種零食，看它們對健康都有那些好處：

1. 葵花子：可以養顏。

2. 花生：能防皮膚病。

3. 牛奶糖：含糖、鈣，適當進食能補充大腦能量，令人神清氣爽，使皮膚潤澤。

4. 巧克力：有使人心情愉悅及美容的作用，能產生如談情說愛時體內所產生的物質。

5. 牛奶：是富有營養的飲料之一。

6. 芝麻糊：有烏髮、潤髮、養血之功。

7. 葡萄乾：有益氣、補血、悅顏之益。

8. 薄荷糖：能潤喉嚨、除口臭、散火氣，令人神清氣爽。

9. 柑橘、柳丁、蘋果等水果：富含維生素 C，能減慢或阻斷黑色素的合成，有健身、美容作用。

10. 核桃：核桃含有豐富的生長素、植物蛋白，可秀

甲。

11. 紅棗：預防壞血病。紅棗被營養學家稱作「活維生素 C 丸」。

12. 乳酪：含鈣量高，可使牙齒堅固。

13. 無花果：促進血液循環。

14. 南瓜子和開心果：適當食用能確保大腦血流量，令人容光煥發。

15. 牛肉乾、烤魚片：富含蛋白質、鐵、鋅等，適量食用能令人肌膚紅潤。

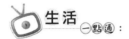

生活一點通：

　　吃肉皮、豬蹄可延緩皮膚老化，因為肉皮和豬蹄中含有豐富的膠原蛋白質。膠原蛋白質是生成皮膚細胞的主要原料。可以透過體內與膠原蛋白質結合的水去影響某些特定組織的生理機能，從而使皮膚豐潤，皺紋減少。

自製排毒養顏果汁

幾款能清腸胃排毒養顏的蔬果飲料，常喝可確保你能皮光肉滑，由裡到外散發出動人光彩。

一、胡蘿蔔+蘋果+芹菜汁

功能：保護眼睛，幫助消化。

做法：胡蘿蔔去葉，切成塊狀，蘋果也做同樣處理。芹菜整理成束，折彎曲。在榨汁機內先放入冰塊。胡蘿蔔和芹菜放入榨汁機榨汁，接著再放入蘋果一起榨汁。調味上以鹹味為宜，也可加入少許檸檬汁。

二、胡蘿蔔+蘋果汁（冰塊及檸檬適量）

功能：對腎臟病、胃腸病、高血壓、肝病、過敏、腹瀉、疲勞有明顯療效。

做法：去除蘋果果核後，切成塊狀，先浸泡在鹽水中。胡蘿蔔也切成同樣大小。冰塊放進榨汁機內，有助於防止果汁起泡。胡蘿蔔和蘋果放入榨汁機榨成汁。檸檬汁滴入做好的果汁中。

三、桃子汁＋蜂蜜（或黑砂糖）＋牛奶（或豆漿） ＋冰塊

功能：具有美容效果。

做法：剝掉桃子皮，削下果肉。在牛奶中加入蜂蜜，用果汁機攪拌，然後加進冰塊，繼續攪拌。把削下的果肉放進牛奶中，攪拌約30～40秒。要注意的是，如果攪拌過久，會產生很多的泡沫。桃子汁和其他果汁一樣，加上少許檸檬汁，味道會更好。

四、蘋果＋小黃瓜＋檸檬汁＋（冰塊）

功能：對高血壓、腎臟病有較好的療效，具有利尿作用。

做法：蘋果去核後，切成塊狀，小黃瓜也做同樣處理。檸檬連皮切成三塊。冰塊放進榨汁機內。首先把檸檬放入榨汁機，壓出檸檬汁。接著分別把蘋果和小黃瓜放入榨汁機，擠壓出汁液。

調味上以鹹味為宜。

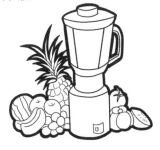

清刷皮膚排毒法

　　準備一把短毛刷或乾燥的法蘭絨連指手套。短毛刷的毛或法蘭絨手套先紮好固定，不能太硬，因為你將經常用它們刷你的全身，不要將皮膚打濕，以免產生阻力。

　　脫掉你的內衣，最好是一絲不掛。站著或坐著使你自己能觸及身體各部位。從腳部開始有規律的刷到頭頂部。

　　所有的動作都要朝向心臟。心臟是一部很好的泵，它將血液輸送到全身，但血液和淋巴液都要克服重力，在身體內進行循環。如果你從心臟往外刷，則會削弱血液循環或者阻塞血液正常流動。

　　用毛刷或連指手套從腳踝刷至膝蓋，重複幾次直至你的小腿部分都被清刷過，然後再從膝部刷到大腿部分直至臀部。然後再從手指尖一直刷到肩部，微微仰起頭，再刷脖子。

　　刷胃部時，輕輕的用毛刷在胃部畫圈，然後再刷肚皮，順著體內腸道避免破壞腸子的任何功能。

清刷皮膚的整個過程大約要持續三、四分鐘，做完後，你會覺得神清氣爽。每天只需花一點時間，你就會獲得巨大的驚喜。

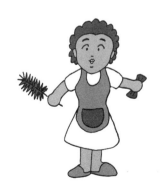

窈窕體態喝出來

　　加糖飲料和咖啡不能喝，白開水又平淡乏味，但又不能不喝水，那該怎麼辦？

　　建議你不妨試試下面的減肥茶，不僅可以解渴補充水分，還能幫助消脂，讓體態更窈窕！

一、荷葉茶

材料：乾荷葉。

做法：乾荷葉研磨成粗末，以開水沖泡代茶飲用。

二、山楂菊花茶

材料：山楂、菊花和枸杞子。

做法：三者等量，可以開水沖泡或用水煮開，代茶飲用。

三、薏仁橘茶

材料：薏仁10公克，乾荷葉60公克，陳皮5公克，山楂10公克。

做法：所有材料一起加水熬煮，濃淡依個人口味調配，每天1劑。

四、決明子茶

材料：決明子、茶葉各6公克。

做法：決明子和茶葉以熱水沖泡飲用，每天1劑。

五、窈窕奶香茶

材料：綠茶、低脂鮮奶。

做法：綠茶以熱水沖泡，加入少許鮮奶即可飲用。

綠茶可用紅茶、烏龍茶等代替，適合不喜歡喝茶的人飲用。

六、消脂參茶：

材料：丹參、綠茶、何首烏、澤瀉各10公克。

做法：加水熬煮，每天1劑。

七、苦瓜茶

材料：苦瓜1條，茶葉適量。

做法：苦瓜洗淨後從中剖開，去子後裝入茶葉，再用細線綁牢，吊掛於通風處。兩個星期完全風乾之後，取下切碎，攪拌均勻，每次取少量以沸水沖泡代茶飲用。

八、大黃綠茶

材料：大黃、綠茶。

做法：大黃和綠茶以1：3的比例加熱水沖泡飲用。

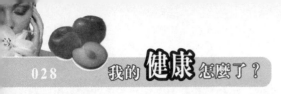
生活一點通：

　　用保溫杯泡茶是愛喝茶的人平素的習慣，這個習慣應該改了。平時用80℃左右開水沖泡茶葉是較為適宜的溫度，因為這個溫度不會破壞茶葉中含有的大量的鞣酸、茶鹼、茶香油和多種維生素；而如果用保溫杯長時間保持較高的水溫，將茶葉浸泡在其中，就會破壞茶葉中的維生素，大量的茶香油也會揮發，鞣酸、茶鹼等大量釋出，這樣不僅失去了茶葉獨特的香味，還降低了營養價值，使有害物質增多。

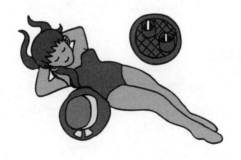

幾種美膚養顏茶

一、美容茶：

綠茶、何首烏、澤瀉、丹參各等量，加水共煎，去渣飲用。每日1劑，隨意分次飲完，有美容、降脂、減肥等功效。

二、消脂茶：

茶葉、生薑、訶子皮各等份。先將茶葉、訶子皮加水1碗，令其沸熱後，再加生薑煎服。可治積食，且減肥效果明顯。

三、嫩膚茶：

靈芝草10公克，綠茶少許。將靈芝草切成薄片，用沸水沖泡，加綠茶飲用。既補中益氣，又增強筋骨，能保持青春，白嫩肌膚。

四、抗老茶：

葡萄100公克，白糖適量，綠茶5公克。先將綠茶用沸水沖泡，葡萄與糖加冷水60毫升，與綠茶汁混飲，可抗衰老和保持青春活力。

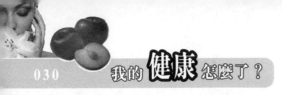
五、美膚茶：

綠茶末適量，軟骨素1公克。先用沸水沖泡濃綠茶一杯，然後將軟骨素與茶水調和。經常飲用可健美皮膚，使皮膚富有彈性。

六、養顏茶：

珍珠粉、茶葉各等份，用沸水沖泡茶葉，以茶汁送服珍珠粉。有潤膚美容功效，適用於開始老化的皮膚。

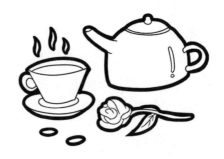

美麗臉蛋洗出來

調查顯示，80％的女性不會正確洗臉。皮膚科專家稱，很多皮膚問題都是由於洗臉方式不正確引起的。在洗臉上多花一些心思，你就可以輕鬆解決令你困擾已久的皮膚問題。

1. 先用溫水沖洗，將第一層的外部灰塵及髒汙先沖洗乾淨。

2. 若是一般洗面乳，取櫻桃般大小的一粒在手中搓揉，至完全勻開或起泡泡。

3. 從額頭打大圈接著拉到鼻樑處，鼻翼的兩側以小圓圈狀仔細洗乾淨，然後從人中畫圈到下巴處小圈狀揉搓。

4. 臉頰以小圈狀由內向外、由下往上搓洗，一直到耳後。

5. 眼周的部分從眼窩內以左眼逆時針、右眼順時針的方式，輕柔的按摩清洗。

6. 用清水將泡沫沖乾淨，微微輕拍臉頰，不要拿毛巾亂擦，而是整條對折後按在臉上吸取水分。

7. 立即擦上保濕的護膚品。

洗臉對於每個人都很重要，應嚴格按照步驟走，除此之外，還要注意以下幾點：

1. 用溫水洗臉：使毛孔張開，清除其中的污垢；然後用冷水沖洗，收縮毛孔，切忌用熱水洗臉。

2. 洗臉後不能自然風乾：因為自然蒸發會使皮膚變冷，血管收縮，反而會造成皮膚乾燥脫皮，很容易出現皺紋，所以洗臉後應用毛巾吸乾水分。

3. 洗臉後還有油膩的感覺：表示洗面乳的清潔效果不夠，可以再洗一遍。

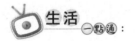

生活一點通：

許多人習慣接一盆水洗臉，這樣既不健康也不衛生，建議用流動的水搭配乾淨的毛巾洗臉。

祛痘洗臉三妙招

一、冷熱交替洗臉法：

先將中性潔面皂在手中搓出豐富的泡沫，然後輕輕揉搓雙頰、鼻翼、額頭、唇周等皮膚出油比較多的部位。

搓完臉部以後，先用熱水清洗，沖掉油垢，然後改用冷水，之後再用熱水，這樣冷熱交替反覆洗2～3遍，毛孔就會放大和收縮，有利於排除油脂，並刺激血液循環，達到祛痘的目的。

二、紗布洗臉法：

剪下一段紗布折成小塊。在紗布上加入洗面皂，用來擦拭額頭、鼻翼和唇周，藉助紗布的紋理清除比較厚重的油垢和角質；接下來把紗布夾在手指中間輕擦兩頰。此種方法一周使用兩到三次為宜，使用過勤、用力過大會傷害皮膚。

三、指套洗臉法：

將尼龍手套的食指、中指、無名指剪下，套在手指上。用尼龍指套來搓泡沫，再清潔臉部痘痘比較多的部位，能達到比紗布更理想的效果。

巧用蛋白去粉刺

　　愛美的人常常對於粉刺很頭痛，因為有了粉刺只能買一些潔膚用品來處理它，但是有時往往花了錢又得不到太大的效果，這裡就介紹一種既可省錢，又有效果的除粉刺法。

　　首先，用衛生紙沾上一層薄薄的蛋白做成自製面膜，將自製面膜敷在臉上。較易發生粉刺的部位，大都集中在臉的T字部位（因為此處的皮膚較易產生油脂），所以可以將面膜敷在T字部位，等面膜乾後撕下，這樣既可拔除臉上的粉刺又可縮小毛孔。

清除黑頭有妙方

　　鼻子上的黑頭千萬不要用手去擠，否則很容易留下疤痕，還會造成毛孔粗大，去超市買一些去黑頭的保養品也不一定有效，還是相信自己，動手來做吧！

　　一、小蘇打去黑頭：

　　將一勺小蘇打加適量水稀釋，把化妝棉浸泡在稀釋好的水中，完全浸泡後取出稍稍擰一下水，把它敷在鼻子上，15分鐘後取下就可以了。這樣，黑頭嚴重的就會自己冒出來，黑頭輕的就要等一會兒，用手輕輕的搓鼻子就可以出來。清理完後用清水洗淨，再用化妝水或者收斂水輕拍鼻子，收縮毛孔。注意：敏感皮膚慎用。

　　二、紅糖蜂蜜去黑頭

　　把一勺紅糖和半勺蜂蜜攪拌均勻塗抹在鼻子上，用手指輕輕按摩1～2分鐘，之後用水清洗即可。黑頭比較嚴重的，可一星期做兩次，長期持續，可以徹底清除黑頭。

三、食鹽去黑頭：

洗完臉後，用手指沾些細鹽在鼻頭兩側輕輕摩擦，然後再用清水沖淨，黑頭粉刺就會清除乾淨，毛孔也會變小。

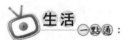生活 一點通：

入浴前，由下巴處自下而上塗抹蛋白，20～30分鐘後，再以溫水沖洗，便可洗淨化妝品與臉上污垢。入浴後還可將蛋白敷於身體仔細按摩，能達到全身美容的效果。

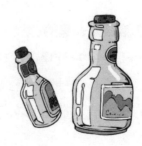

巧用蘆薈來美容

1. 蘆薈鮮葉汁早晚塗於臉部 15～20 分鐘，長期持續，會使臉部皮膚光滑、白嫩、柔軟，還有治療蝴蝶斑、雀斑、老年斑的功效。

2. 將蘆薈汁加少許水塗於臉部可美容，洗頭後抹到頭上可以止癢，防止白髮、掉髮，並保持頭髮烏黑發亮，禿頭者還可生出新髮。

3. 蘆薈葉 250 公克、黃瓜 1 條、雞蛋 1 個、麵粉和砂糖適量。將蘆薈葉片、黃瓜洗淨分別弄碎，用紗布取汁；將雞蛋打到碗內，再放入一小匙蘆薈汁、3 小匙黃瓜汁、2 小匙砂糖並充分攪拌混合；再加入 5 小匙左右的麵粉或燕麥粉調成膏狀。將潤膚膏均勻敷在臉上，40～50 分鐘後，用溫水洗臉。每週持續1～2 次，美容效果甚佳。

皮膚曬傷治療法

夏天外出，難免會被日曬，有時候還可能出現比較嚴重的曬傷。如果你不小心被曬傷了，可以採取以下幾種方法進行急救。

一、皮膚曬紅的急救：

用蘸了化妝水的化妝棉敷臉，最好是不斷交替敷臉，直至皮膚感到冰涼為止。

二、皮膚灼傷的急救：

這時可將化妝水放入冰箱冷卻，然後取出已凝結的冰塊敷之。如果條件允許，還可用富含水分的面膜來緩解。

三、皮膚疼痛的急救：

這種情況差不多已達到燙傷的地步，唯一的急救辦法是採用冰敷，不要擦任何護膚用品。如果手部和足部曬傷時，可用蘸過冰水的毛巾包上冰塊敷之，直到肌膚感覺舒服為止。

四、曬傷的皮膚得到緩解後應補充水分：

首先，在沐浴時用泡沫式敷臉霜進行保濕，經過

一段時間再沖洗掉。然後，用含保濕成分的潤膚乳塗
在臉部，用手掌輕輕按壓臉部，以促進皮膚對水分的
吸收。

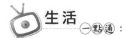

　　不要將任何油性的保養品或藥膏塗在曬傷的地
方。因為這些東西會令曬傷的部位傷情更加嚴重，
並會阻礙皮膚在空氣中冷卻。

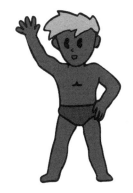

吃東西也能防曬

驕陽似火的夏日，除了遮陽傘、墨鏡和防曬霜，還有沒有食物可以滋養肌膚、防止曬傷，幫助人們阻隔烈日的曝曬呢？其實，一些人們很熟悉的蔬果，就擁有能神奇的轉換成防曬物質的元素。

番茄是最好的防曬食物。番茄富含抗氧化劑番茄紅素，每天攝入16毫克番茄紅素可將曬傷的危險係數下降40％。

西瓜的含水量在水果中是首屈一指的，所以特別適合夏季補充人體水分的損失。西瓜汁中還含有多種有益健康和美容的成分，這些成分易被皮膚吸收，對臉部皮膚的滋潤、營養、防曬、增白效果都不錯。

檸檬含有豐富的維生素C，能夠促進新陳代謝，具有美白、淡斑、收斂毛孔、軟化角質層及令肌膚有光澤的效果。

風吹日曬都會消耗皮膚中的水分，堅果中含有的不飽和脂肪對皮膚大有益處，能夠從內而外的軟化皮膚，防止皺紋同時保濕，讓肌膚看上去更年輕。

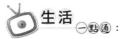 生活一點通：

　　雲層雖然可以阻擋紅外線，卻沒有辦法完全阻擋紫外線，所以即使是陰天、下雨天也有高達80％的紫外線。而陽光除了由上而下的直射外，各種反射物如地面、玻璃等，均可反射日光，因此即使在室內一樣要防曬。高溫也容易導致黑色素生成，因此在高溫環境下工作的人，即使在室內，也必須使用防曬產品，而保養品更要使用含有美白成分的，讓黑色素能漸趨淡化。

簡單除皺法

眼角上長了小皺紋，影響了美觀，人們都會很著急，可又不知道用什麼方法才能消除皺紋。別著急，這裡就教大家幾招除皺的方法。

一、水果、蔬菜除皺：

瓜果蔬菜對皮膚有天然的滋潤、去皺效果，又可製成面膜敷臉，能使臉部光潔，皺紋舒展。

二、米飯團除皺：

米飯做好之後，挑些軟的、不太燙的米飯揉成團，放在臉部輕揉，可以把皮膚毛孔內的油脂、汙物吸出。米飯團變得油膩汙黑後，用清水洗一遍臉，這樣可使皮膚呼吸通暢，減少皺紋也可以清除黑頭。

三、雞骨除皺：

真皮組織的絕大部分是由彈力纖維所構成，皮膚缺少了它就失去了彈性，皺紋也就聚攏起來。雞皮及雞的軟骨中含大量的硫酸軟骨素，它是彈性纖維中最重要的成分。把吃剩的雞骨頭洗淨，和雞皮放在一起煲湯，不僅營養豐富，常喝還能消除皺紋，使肌膚細

膩。

四、啤酒抗皺：

啤酒酒精含量少，所含的鞣酸、苦味酸有刺激食欲、幫助消化及清熱的作用。啤酒中還含有大量的維生素B群、糖和蛋白質。適量飲用啤酒（每天中餐、晚餐各飲150～250公克），能增強體質。

五、嚼口香糖除皺：

每天咀嚼口香糖5～20分鐘，能使臉部皺紋減少，臉色紅潤。因為咀嚼能訓練臉部肌肉，改善臉部的血液循環，增強臉部細胞的新陳代謝功能，使皺紋逐漸消退。

六、蘋果膏除皺：

取蘋果半個搗碎後，加蜂蜜1匙和麵粉少許，調成糊狀。使用時，將這種膏狀物敷於臉部，30分鐘後洗淨。每週1～2次，可達到除皺、增強皮膚彈性的效果。

七、豬蹄除皺：

用老母豬豬蹄數隻（若找不到可用一般豬蹄），洗淨後煮成膏狀，晚上睡覺時塗於臉部，第二天早晨再洗乾淨。持續半個月會有明顯的去皺效果。

八、茶葉除皺：

茶葉含有400多種豐富的化學成分，其中主要有茶

多酚、芳香油化合物、碳水化合物、蛋白質、多種氨基酸、維生素，礦物質及果膠等，是天然的健美飲料。飲茶除增進健康外，還能保持皮膚光潔，延緩臉部皺紋的出現及減少皺紋，還可防止多種皮膚病，但要注意不宜飲濃茶。

九、按摩除皺：

每天用少許按摩霜，以中指由眉心開始輕輕往外向下按壓，在皺紋易出現部位重複按摩6次。

其實，要想有效的防止和延遲皺紋的出現，首先要注意發現全身性疾病，積極治療慢性消耗性疾病，還要糾正各種不良生活習慣，如吸菸、過量飲酒、經常熬夜等。從日常點滴做起，衰老才不會提前到來。

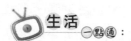

生活一點通：

每次清潔肌膚後都塗上滋潤霜，並持續每星期做一次臉部水分護理，自己將一個蛋清加入一匙蜂蜜調勻，再加兩滴橄欖油就可潤膚防皺。

仰臥減少皺紋

　　專家認為，真正能減少皺紋甚至可以消除臉部皺紋的是正確的睡眠姿勢。所以，只要持續仰睡，而不是側著睡，臉部皺紋就會逐漸消失。如果不用枕頭效果會更佳。如果枕頭太高，頭部會下滑，時間長了就會出現雙下巴。

　　當一個人仰睡時，臉部肌肉是鬆弛的，側著睡或趴著睡時，臉部自然會繃緊，容易導致皺紋的產生。

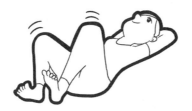

簡簡單單淡斑美白

皮膚上有了難看的色斑，怎麼辦？各式各樣的保養品不知效果如何，還隱藏著健康隱患，還是用自製的天然淡斑護膚品吧！

1. 取桃花、冬瓜子、蜂蜜各適量，將桃花陰乾和乾燥的冬瓜子等量混合研為細末，加入蜂蜜調勻，睡前塗患部，早晨起床後洗淨，效果很好。

2. 冬瓜去皮，切成薄片，用半酒半水將冬瓜煮爛，然後攪爛去渣，再倒入砂鍋用文火將冬瓜汁煎成膏狀，放入杯中蓋好。每晚睡前洗好臉後塗患部，次日清晨洗去。兩個月後，即可淡化色斑。

3. 用白醋甘油按 5：1 混合，常擦皮膚（一日 2～3 次）能使皮膚濕潤，減少黑色素沉積，一月後皮膚即細膩白嫩，潔淨光滑富有彈性，充滿美感。

4. 杏仁 5 錢，研成細粉，用雞蛋清調勻，每晚睡前敷臉，次日清晨用溫水洗去，一日一次，10～15 日除去雀斑，不再復發。或用半顆番茄搗碎至糊狀，再加兩滴甘油，放入冰箱，每天敷臉一次，

持續一段時間後，雀斑自然淡化。

5. 冬瓜汁、白醋等量，調勻塗臉部，一日2～3次，塗後10分鐘洗去。連用半月即可淡化黃褐斑和蝴蝶斑。

6. 把鮮番茄汁和蜂蜜按 5：1 混合，塗臉部，過 10 分鐘後洗淨，連用 10～15 日，能淡化臉部色素斑，使皮膚白皙紅潤。

生活一點通：

　　要想讓你的皮膚遠離色斑，在日常生活中應注意防曬，防止日光直射臉部，或在暴露部位塗防曬乳液。另外，還要多吃含維生素C的蔬果，並定期到美容院做祛斑護理。

讓你的肌膚動起來

臉部按摩可促進血液循環、新陳代謝，消除顏面神經的疲勞，使肌肉放鬆，按摩過後，肌膚顯得更光滑柔軟。

按摩的手法，分臉部表面按摩和臉部淋巴按摩。淋巴按摩的手法一定要輕，而且用溫和的調配精油按摩，還可以幫助排毒、消水腫。按摩霜的量一定要多一點，按摩中可以隨時補充。按摩時，手指儘量按在按摩霜上，而不是直接按摩臉部。按摩的手法如下：

一、不用打光就很亮的「光澤按摩法」

(1)在額頭的部分，從眉心向外以打圈狀輕輕按摩，最後停在太陽穴上，稍微用力按壓；然後在鼻子兩旁，由眉心往下滑過，稍微重壓，共三次。

(2)在鼻翼兩旁，稍微出力，上下推動按摩三次。

(3)帶著微笑的表情，用兩根手指沿著嘴角，溫柔的由下往上輕推三次。

(4)將兩頰分成三個部分，先從下巴，以小圓圈狀，由下往上，微微施力，慢慢的按摩；然後從鼻翼旁以

相同方式按摩；接著從鼻樑旁邊兩頰處再做一次，每一處三次。

⑸在眉頭下方兩眼窩處，微微施力壓三秒鐘，然後由眼角往外完全不施力的輕壓一圈，再回到眉心按壓，循環三次。

⑹用兩手掌心，從眼窩到臉頰，溫熱全臉，幫助吸收。

二、能彈起臉上小水珠的「肌膚彈性按摩法」

⑴從臉的中央將臉頰分成四個區域，由鼻子旁由內向外以打圈狀輕輕按摩，共三次。

⑵將手攤開，眼部以畫大圓圈的方式，最後停在上眼皮眼窩處微微用力按壓，共按摩三次。

⑶補充精油後，兩隻手交錯由下巴處往上輕拍，先拍左邊臉再拍右邊臉，只需要做一次。

⑷在眼部從眼窩處往下到眼角，順著眼角輕壓下眼瞼骨骼處，一直到眼尾，然後停在太陽穴處。接著用大拇指按壓人中，稍停五秒鐘再離開。下巴處的中央，也以大拇指按壓五秒鐘。

⑸在眉頭兩眼窩處，微微施力壓三秒鐘，然後由眼角往外完全不施力的輕壓一圈，再回到眉心按壓，循環三次。

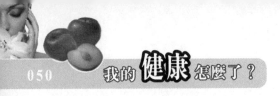
(6)用兩手掌心，從眼窩到臉頰，溫熱全臉，幫助吸收。

在進行按摩時，儘量用指腹接觸肌膚，按摩的動作要輕柔而有節奏感，力度也要均衡，力氣不要忽大忽小。

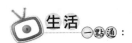

生活一點通：

對於臉上有較多粉刺、青春痘的人或臉部出疹子的患者，不建議進行按摩，尤其是對有傷口的皮膚，如果按摩不慎很容易加重病情。在夏天曬傷後，只能用蘆薈等有冰鎮效果的植物性按摩油，透過輕緩按摩幫助恢復，千萬不要任意拉扯，傷口癒合前一定要避免按摩。

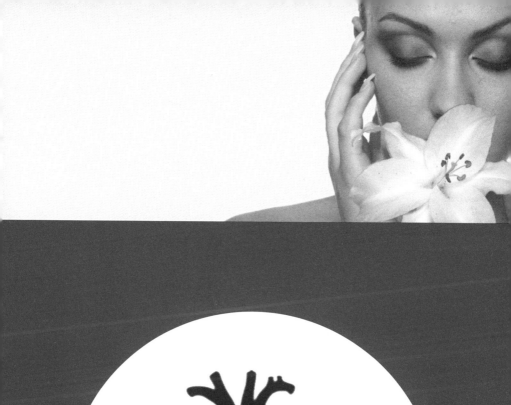
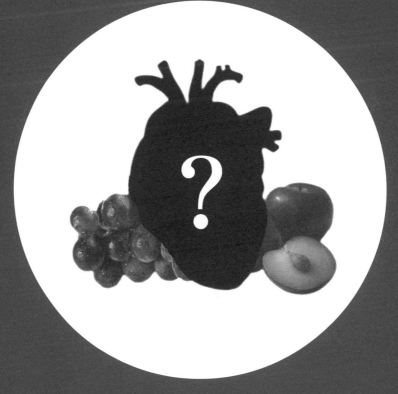

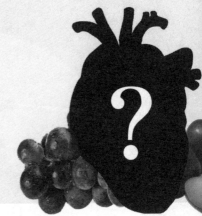

2

容光煥發小妙方

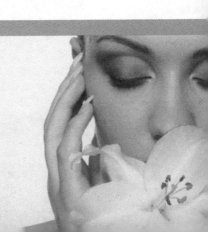

妝容持久鮮嫩的小技巧

臨時想要化個不必補妝的持久妝，而手邊卻沒有持久性彩妝，只要運用一些簡單的小技巧就OK了。

一、粉底不浮粉小技巧：

若用粉底霜或粉底液上妝，最好以海綿垂直輕彈的方式，讓粉底與皮膚更融合，粉底也就比較持久。

如果用兩用粉底上妝，應將海綿擰八分乾後，按一般步驟上粉底，接著用乾的海綿，再上一次粉底。第二次的粉底可代替蜜粉，這樣的粉底較不易浮粉。

二、蜜粉緊貼小技巧：

粉撲蘸適量蜜粉，先拍打臉各處，再以按壓方式上蜜粉。

三、眉毛定型小技巧：

首先以眉筆劃出眉形，用細的眼影筆蘸點水，將眼影筆擠成九分乾時，蘸點眉粉或眼影粉，順著眉毛的形狀輕刷眉型。少許的水分，可以讓眉粉更輕易的固定在你的眉毛上。

四、眼影不脫落小技巧：

上妝時，眼影部位也要上粉底。眼影刷或眼影棒蘸少量的水，用面紙將眼影刷上附著的水分吸掉，眼影刷快乾時蘸上眼影粉，以按壓的方式上妝。如此眼影不易落粉，眼影的顏色更好看。

五、眼線筆持久小技巧：

眼線筆持久度不如眼線液，不過只要在用完眼線筆後，在眼線上再蓋一層眼影粉，就能透過這層眼影粉讓眼線更持久。在上眼線之前，先在眼線部位上一道蜜粉，也能得到持久效果。

六、腮紅定妝小技巧：

上完粉底後，用手指蘸膏狀腮紅，淡淡的在顴骨處暈勻後上蜜粉，最後上與膏狀腮紅顏色相近的粉狀腮紅即可。

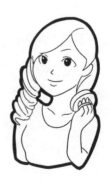

精緻妝容小法則

1. 把微濕的化妝棉放到冰箱裡，幾分鐘後，把冰涼的海綿拍在抹好粉底的肌膚上，肌膚就顯得格外清爽，彩妝也會特別清新。

2. 畫眉毛時，先用眉筆在手臂上塗上顏色，用眉掃蘸上顏色，均勻的掃在眉毛上，可以得到更為自然柔和的化妝效果。

3. 畫眼線時，先把手肘放在一個固定的地方，在桌上平放一塊小鏡子，讓雙眼朝下望向鏡子，就可以放心描畫眼線了。

4. 用白色的眼線筆來描畫下眼線，雙眼會顯得更大更有神采。

5. 如果眉鉗變鈍了，可以用砂紙小心的將眉鉗內側磨鋒利，讓它繼續發揮作用。

6. 化妝工具必須保持清潔。性質溫和的洗髮精可以用來清洗化妝刷，如果再加上少量的護髮素，就可以令刷毛柔軟；用溫水稀釋清潔劑來清洗舊眉刷，可使眉刷迅速恢復原貌。

7. 配戴眼鏡會影響你的化妝效果。如果你戴的是近視眼鏡，鏡片會放大雙眼和化妝，這時你適合選擇偏向暗啞的眼部色彩；戴遠視眼鏡會使雙眼顯得細小，適宜選用明亮的色彩。另外，層次分明的眼影和工整的眉形可以有效的修飾面容。

8. 化妝完畢，從離開臉部一手臂的距離往臉上稍微噴一些水噴霧，妝容可以更加持久。

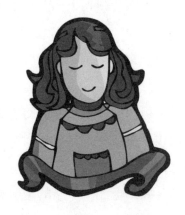

職場快速補妝法

　　職業女性工作繁忙，臉上的粉底常常會被汗水洇濕，唇膏有時會深淺不一，眼影有時也會模糊不清，因此學會快速補妝是非常重要的。

1. 先用面紙把汗水灰塵擦乾淨，再用吸油紙把臉上冒出來的油吸掉。額頭、鼻翼、嘴唇周圍，是油脂分泌旺盛的地方，千萬不能忽略。

2. 用棉籤擦去暈開的眼影、模糊的唇線，以及看起來不乾淨的地方。

3. 用手指指腹將原有的粉底按均勻，再用粉餅輕按臉部，塗抹均勻。

4. 重新用眉筆、眼影、口紅修飾面容後，快速補妝宣告結束。

生活——點通：

　　上班女性到了下午時，口紅總是脫落得差不多了，這時把殘餘的口紅擦拭乾淨，然後補妝時沾些蜜粉塗在嘴唇上，再塗抹口紅就可維持較久的效果。

「小臉」化妝術

如果你已經努的試過所有的瘦臉運動及按摩方式，都沒什麼作用，或是馬上要出席一個重要的活動，還可以透過巧妙的化妝技巧實現視覺上的小臉。

一、突顯輪廓，塑造小臉

(1)取適量白色粉底塗抹於T字部位，並輕輕的推開，眼睛下方亦使用少許白色粉底。

(2)利用指腹將膚色粉底在臉頰部分仔細而均勻的推開。

(3)將蜜粉薄薄的按壓在臉上，然後利用刷子蘸取顏色較深（比膚色深）的蜜粉，於下頷線補刷一道。

二、高高的眉峰

(1)在眉骨部位刷上淡淡一層可以突顯輪廓的白色眼影。

(2)利用眉刷整理眉形，用眉筆仔細的將眉頭描繪出來。

(3)找出眉峰（在眼珠外側3～5公分的地方），並以挑高的方式勾勒出山型輪廓，最後緩緩的延伸眉峰

到眉尾的線條。

三、水汪汪的大眼睛

⑴將淺棕色眼影均勻的刷上眼窩。

⑵利用筆狀眼線液在上睫毛的根部，由眼頭描繪一道圓滑而清潔的曲線，在眼尾部位輕微的上揚，再輕輕的將睫毛膏刷上睫毛。

生活一點通：

通常人們只用防曬乳進行皮膚的防曬，實際上，具有防曬作用的彩妝也十分重要。SPF值為15的防曬彩妝最合適，因為它能隔離90％以上的紫外線，而且不會給肌膚帶來很大的負擔。

巧用腮紅，塑造完美臉形

一般說來，橢圓形的臉龐被認為是最富魅力的。但沒有這種臉形的人也不用傷心，我們可以利用腮紅使臉形變得美麗些。

尖形臉：

用較深色的腮紅抹在下巴處，面頰的腮紅要塗成圓形橫條狀，並且距離鼻翼要稍遠一點，可以使臉顯得短些。

腮骨突出：

將腮紅在臉頰上塗成略大的三角形，由顴骨到腮骨。不過臉頰處色調要略淺，而腮骨處要採用較深色的。這樣，過大的腮骨就會被掩蓋住。

長形臉：

將腮紅輕輕往上抹成圓形，同時在下巴處加上腮紅，產生陰影作用，可以讓臉形趨於圓形。

方形臉：

將腮紅由顴骨底略微向上，抹成略大的三角形，可將方形臉變為杏形臉。

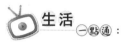

生活　一點通：

　　眼睛在臉部的地位很重要，加強下眼瞼的化妝可以讓眼睛的位置降低，使臉變圓。加強上眼瞼的化妝則可讓眼睛位置抬高，所以用化妝改變臉形時眼睛的位置很重要。

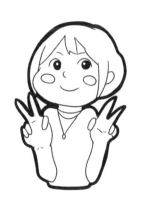

青春煥發化妝術

草率的化妝或乾脆不化妝不能讓你保持年輕，只有正確和巧妙的化妝才能讓你顯得青春煥發。

眼線：

20歲之前，我們的上眼線部位會有細細的一條亮線，只要在這裡重新營造出亮澤的效果，整張臉立刻年輕起來。

眉毛：

過長的眉梢讓人看起來沒有精神，不要嘗試眉梢過低的眉形。

腮紅：

從鼻翼最下端到顴骨最高點之間的區域是腮紅的正確位置。圓形腮紅可以顯示年輕活潑有朝氣的氣質，過於傾斜的深色腮紅除了能夠達到拉長臉部輪廓的作用，還可以讓人老上五歲。

嘴唇：

水潤、彈性和光澤都是年輕的嘴唇給人的印象，因此使用具有光澤感的唇膏可以帶來年輕的效果。

臉頰：

光澤感是看起來年輕的關鍵，在下眼瞼到顴骨的範圍內使用珍珠粉提亮，可以讓人看起來年輕很多。

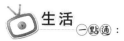

生活一點通：

在塗抹粉底後，將液體遮瑕霜和護膚乳液以1：3的比例調和，再用化妝棉抹在眼下和鼻子周圍，可以使肌膚快速達到晶瑩剔透、光澤飽滿的狀態。

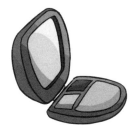

只需幾步睫毛變長

　　長長的睫毛是打造「電眼」效果所必備的，看看下面這個簡單的小方法吧！

　　所需原料：維生素E膠囊、橄欖油、唇刷。

步驟：

1. 睡前，用針把維生素 E 膠囊扎一個小洞，把裡面的液體擠一點在唇刷上。

2. 開始塗眼睫毛，眼角睫毛稀疏的地方、睫毛根部都要塗好。

3. 將橄欖油用同樣的方法塗一遍在睫毛上就可以了。

　　這樣持續一段時間，你的睫長就會明顯的變長。

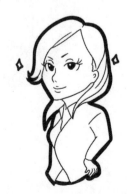

巧修眉毛變漂亮

修眉是一門技巧性較高的技術，因此只有既掌握操作技術又認真仔細才能修出理想的眉形，這裡就介紹幾種眉毛的巧修方法。

眉毛太長：

太長的眉毛可剃去過長的部分，眉尾不宜粗鈍，宜剃眉尾的下線，讓其逐漸尖細。

眉毛太短：

這種眉毛可將眉尾修得尖細而柔和，再用眉筆將眉毛畫長些。

眉毛太彎：

眉毛太彎可剃去上緣，以減輕眉拱的彎度。

眉頭太遠：

如果眉頭太遠，可利用眉筆將眉頭描長來縮小兩眉之間的距離。

眉頭太接近：

如果眉頭太接近，可剃去鼻樑附近的眉毛，使眉頭與眼角對齊。

眉毛高而粗：

這種眉毛可剃去上緣，拉近眉毛與眼睛之間的距離。

眉毛稀疏：

稀疏的眉毛可利用眉筆描出短羽狀的眉毛，以假亂真，再用眉刷輕刷，使其柔和自然。

眉毛過於平直：

過於平直的眉毛可將眉毛的上緣剃去，讓眉毛形成柔和的弧度。

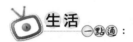 生活一點通：

有些人在修飾臉部時喜歡拔光眉毛，這不僅使眼睛失去屏障保護，還會因拔眉而刺激眉毛周圍的神經、血管，引起臉部的感覺、運動失調，導致皮膚炎、毛囊炎等不良症狀。

單眼皮巧變雙

　　單眼皮主要分為兩種，一種是真正的單眼皮，還有一種叫做「內雙眼皮」。真正的單眼皮可在睫毛上方用眉筆劃一條線，就成了雙眼皮。有「內雙眼皮」的人應試戴較長的假睫毛。假睫毛越長，眼皮的厚度越不會引人注目了。這樣，要比畫成的雙眼皮更好看。

　　另外，單眼皮的人只要用亮色眼影修飾上眼皮，再配以黑色眼線及濃密增長型的睫毛膏，馬上就會得到一雙明豔的雙眸。

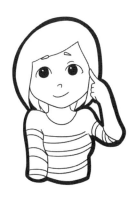

三招趕走眼睛浮腫

一、茶包配合按摩：

將喝過的茶包趁溫熱時拎出，敷在眼部15分鐘。然後塗上眼霜，從眼角向眼尾方向稍稍按摩，可消除眼部浮腫。

二、用冰鹽水敷眼：

將經過冷藏的鹽水取出，用化妝棉充分蘸取，然後敷於眼上。冰鹽水有極佳的收縮作用，使眼部浮腫減輕。

三、控制睡前飲食：

睡前3小時儘量少喝水。晚飯應該選擇口感清淡的菜，過鹹或者過辣的菜只會讓你不斷喝水，加重眼部浮腫。

十招淡化黑眼圈

黑眼圈的成因多是休息不夠，導致血液循環不良造成的，下面的十個小招數，讓你輕輕鬆鬆和黑眼圈說拜拜。

1. 將冰水及冷的全脂牛奶按 1：1 比例混合，將棉球（化妝棉）浸在混合液中浸濕，然後將棉球（化妝棉）敷在眼睛上約 15 分鐘即可。

2. 將適量紅砂糖放入鍋內以小火加熱至冒煙，然後將紅砂糖包在手帕或紗布裡降溫到眼皮可以適應時，依順時針方向，慢慢熱敷眼睛四周。

3. 將用過的茶包，直接敷在眼睛周圍一會，第二天黑眼圈就會慢慢消失了。

4. 將兩片水分充足的蘋果放在眼睛上 15 分鐘，重複幾次，黑眼圈就不見了。

5. 醒後立即用接近體溫熱度的溫熱毛巾敷眼，冷卻後再更換，敷 10 分鐘左右，黑眼圈即可減輕很多。

6. 起床洗臉後，用雙手幫雙眼按順時針方向打圈按

摩 5 分鐘，可促進眼下的血液循環，黑眼圈自然就消失了。

7. 將新鮮馬鈴薯去皮切片敷眼約 10 分鐘即可。

8. 把化妝棉蘸滿冰水，敷在眼圈位置 15 分鐘可除。

9. 將一匙馬鈴薯粉加半顆生蛋黃調成糊狀，敷眼 20 分鐘，不僅可減輕下眼皮浮腫，而且還能使皮膚變得光滑。

10. 使用比粉底液顏色淺一度的遮瑕膏可暫時遮蓋眼圈，但要注意和膚色協調。不過這不是長久之計，還是要多注意休息，這樣才能徹底告別黑眼圈。

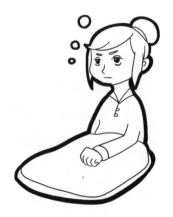

誘人雙唇養成術

紅潤、細膩、光澤的健康雙唇是美麗、性感女人的特徵，讓女人更有魅力。誘人的雙唇如何養成？下面將為你一一揭曉。

正確的護唇方法可分為5個步驟：

1. 熱毛巾敷於唇部約 5 分鐘。

2. 塗上一層厚厚的凡士林。

3. 用軟毛刷輕輕擦拭唇部，去除翹皮。

4. 塗上護唇膜。

5. 洗淨後再塗上護唇膏（最好選擇無刺激性、滋潤不油膩的護唇膏）。

護唇九要點

1. 喝水，多吃含維生素 A、B、C 的食物，可改善唇色暗沉。

2. 卸妝時選用唇部專用卸妝品，卸眼妝的卸妝品可同時卸唇妝，但卸唇妝的不可卸眼妝。

3. 敷保濕唇膜，善用護唇膏。

4. 睡前可用手指按摩唇部周圍，這樣可以刺激血液循環，收緊嘴部輪廓，防止肌肉鬆弛。

5. 用熱毛巾敷唇部，可以把細小的皺紋乾淨的整理好。熱的蒸氣是對付嘴唇角質翹皮的最好方法。

6. 蜂蜜是天然保濕劑，其成分十分適合護唇。如果唇部感覺乾燥，將蜂蜜薄薄的塗在嘴唇上，是護理嘴唇的一個好方法。

7. 多喝水自然是正確的滋養之道，但是喝完水後，一定要記得用紙巾吸乾唇上的多餘水分，否則，水分蒸發會令唇部更加乾燥。

8. 防止唇部乾燥脫皮最簡單又省錢的方法，就是將沾了保濕化妝水或保濕液的化妝棉貼在唇部10分

鐘，這就是方便的自製唇膜。

9. 定期祛除死皮，最好是一星期一次，然後塗上保
養品。唇部水分的流失也會造成唇色暗沉及直條
細紋，所以記得避免舔唇的小動作。

生活一點通：

平時要戒掉舔嘴唇的壞習慣，因為口水會加速
唇部的水分蒸發，使雙唇更加乾澀。

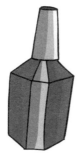

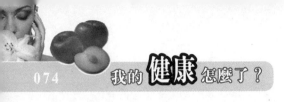
檸檬美甲更健康

　　喜歡抽菸或者塗深色指甲油的女孩子，會使指甲變得黯淡無光，想改善這種情況可以每天用半個新鮮的檸檬擦拭指甲，只要持續兩周即可讓指甲恢復健康的亮度和光澤。若情況嚴重，可在檸檬汁裡加上一點雙氧水，效果會非常明顯。

　　另外，每晚刷牙後，用紗布沾些檸檬汁摩擦牙齒，可使牙齒潔白光亮。而且檸檬的洗淨力強，且含有維生素C，能強根固齒。

生活一點通：

　　指甲粗黃的人，可多食用動物性蛋白質和鈣質，食用明膠也有很大的幫助。不過最快的防治方法是用棉花沾燙過的酒或橄欖油按摩，或在溫水中溶化100公克的粗鹽，然後將手指浸在裡面數分鐘，持續一段時間即可改善指甲顏色。

卸妝技巧

塗在臉上、身上的化妝品，絕大部分不會被吸收，留在體表的化妝品會分解產生的某種毒物，如果在皮膚上滯留久了，會導致吸收中毒。

為消除以上弊害，上妝就必須卸妝，並且必須當天完成。具體卸妝步驟按所用化妝品種類和施行何種化妝術（濃妝、淡妝等）而定。以下順序適用於一般情況：

1. 用眼用卸妝水塗抹假睫毛，然後揭去。揭時動作要輕巧，如果假睫毛粘得較牢，可用酒精棉球拭掉粘膠再揭，千萬不要生拉硬扯，以免造成傷害。

2. 用棉棒浸蘸卸妝水，擦去眉眼周圍及睫毛處的化妝品。

3. 用化妝棉或紙巾擦去口紅，再抹適量橄欖油或其他植物油；也可以不用紙巾直接擦口唇，而塗少許專門用於卸除口紅的卸妝油於唇部，再輕輕拭去。

4. 用卸妝油抹額、頰、鼻和下巴部。

5. 用面紙擦淨全臉，再用洗面皂洗臉。洗臉時，忌用毛巾用力擦臉，先把洗面皂打在手上，輕輕搓擦臉部，再用溫水沖洗。若用卸妝油或潔面霜，則先將油或霜置於雙掌上，輕揉臉部皮膚，使原有的化妝品與油霜混合，再用紙巾擦掉。最後以溫水沖洗全臉、頸部。

6. 用吸滿化妝水的化妝棉輕拍全臉。

7. 塗乳液或精華液等滋養護膚霜的保養品護膚。

以上7個步驟，1～5步是卸妝和淨膚，6～7步則是護膚。卸妝一般每天1次。天氣炎熱時可酌量增加次數。

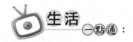
生活一點通：

因為眼部的肌膚非常脆弱，容易引起刺激過敏，所以應選擇專門設計的質地溫和的卸妝產品，才不會對眼周皮膚造成傷害。

改善髮質小妙招

把洋蔥磨成泥，用紗布包起來，輕輕擦拭頭皮，可治療頭皮屑。把核桃磨成泥後來擦頭髮，可改善乾枯髮質。若你的頭髮喪失柔軟性，又黯淡無光，可把蛋攪拌均勻，然後用五倍的溫水稀釋，仔細按摩頭皮及頭髮，清洗乾淨後，小心梳理，頭髮會變得有光澤。

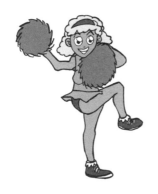

啤酒巧護髮

　　將啤酒倒入鍋中加熱煮開，把啤酒中的水分蒸發到原來量的1/4，待啤酒冷卻後，將洗髮精和啤酒以10：1的比例混合倒入準備好的容器內，密封後搖勻即可使用。因為啤酒中的啤酒花是一種桑科植物，含蛇麻酮、苦酸等營養成分和許多抗菌物質，常用來洗頭髮，不僅能使頭髮光亮潤澤，還可治療頭皮搔癢，防止頭髮乾枯脫落。

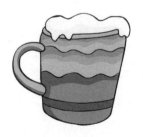

這樣洗頭好處多

洗頭髮不僅可令人神清氣爽，對健康也大有裨益，但洗頭髮也要講究訣竅。

1. 洗髮時水溫以 37℃～38℃ 最適合，如果水溫過熱，會將頭皮所需的油分去除，損傷頭皮。

2. 洗髮時，不要用力抓揉頭髮，這樣容易破壞頭皮的表層，最好是以按摩頭皮的方式來洗髮。

3. 洗髮次數不要過多，一般一周內洗 1 或 2 次即可。

4. 洗髮精應該選擇優良的，一般以略帶微酸性的產品最佳，泡沫太多的洗髮精反而不好。

生活一點通：

睡覺前在頭髮上塗上橄欖油，第二天起床後洗淨，可以讓頭髮營養有光澤。

吹髮不傷髮妙招

　　直接用吹風機容易對頭髮造成損傷，所以吹頭髮時，應先用毛巾將濕頭髮擦乾，然後再用吹風機隔著毛巾吹頭髮4～5分鐘。這樣會使頭髮均勻受熱，頭髮也比較快乾燥且防止損傷。

生活一點通：

　　到美容院做好髮型後，想讓頭髮不變形嗎？你只要睡前在枕頭上鋪一條質地光滑的絲巾就行了，這樣既不會弄亂頭髮，又可保持髮型。

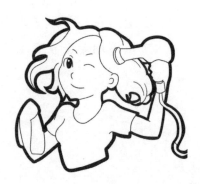

馬鈴薯汁治療掉髮

　　早晨起床後，看到枕巾上掉落的頭髮，你會不會有觸目驚心的感覺？這時，你可以用一個洗淨的馬鈴薯，榨出馬鈴薯汁，然後加入2勺蘆薈汁和20公克蜂蜜。把這種混合物轉圈塗在頭部皮膚上，用毛巾將頭髮包2個小時，然後仔細洗淨。每週兩次，持續一段時間就有效果。

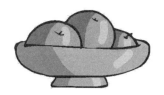

涼拌菜巧減肥

準備原料：

蒜苗，雞肉，胡蘿蔔，香菜，黑木耳。把蒜苗切成段，胡蘿蔔切成絲，黑木耳切片，香菜切段，雞肉同樣切成絲備用。

調味料：

鹽，香油，用生薑和大蒜自製的調味醬。做這種調料醬薑和蒜的比例為2：1，首先將生薑去皮，切成片，放入清水中浸泡一下。然後將大蒜去皮切碎，裝入攪拌機中，再把浸泡好的生薑倒入，放少許鹽攪拌就可以了。這種薑蒜醬吃到嘴裡不會有異味。

之所以說這個菜是減肥菜，是因為菜裡不用放一滴油，完全是用水煮。不過煮的時候要注意順序。煮之前先在水裡加點鹽，這樣可以讓菜入味，先煮蒜苗和胡蘿蔔，下鍋一分鐘後就可以撈出，然後放入涼水中浸泡一下，這樣吃起來的口感會很好。接下來煮黑木耳，三分鐘後撈出放入涼水中浸泡。最後煮雞肉，時間不要太長，雞肉發白變硬了就可以撈出來。再把

多餘的水瀝乾，將浸泡的黑木耳撈出放入碗中，倒入香菜就可以了。最後放入適量的鹽、薑蒜醬、香油等調味料攪拌均勻，這道營養豐富的減肥涼菜就做好了。

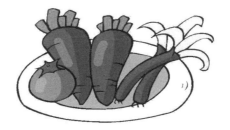

美女纖腰小魔法

現在許多女孩子都追求纖腰，這裡就介紹幾種讓腰變細的方法。

1. 不要一直嚼口香糖：嚼口香糖會讓你吞下過多的空氣，肚子會因此發脹而鼓出。

2. 多喝水，少喝碳酸飲料：碳酸飲料和那些含糖量高的飲料會讓你的肚子鼓起來。

3. 不要常吃薯條：鹽分會消耗水分，尤其是在生理期前。罐頭食品也是含鹽分高的食品。

4. 不要穿太緊的內衣：束身內衣、高腰束褲或腹帶可以使人看上去瘦很多。內衣的束身效果好，不過多餘的贅肉在過緊的內衣裡會凸顯出來，所以要避免穿太緊的內衣。

5. 感覺排便不順時，多喝咖啡：一杯或兩杯咖啡有助於通便。

生活 一點通：

啤酒和烈性酒都會產生一種將脂肪轉移到腹部的荷爾蒙，而且喝酒時還會食用更多的食物，所以應少飲酒。

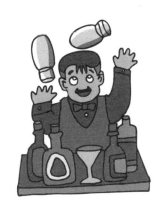

腋下夾書，胸部挺拔

　　在兩腋下夾書，雙手往前抬至平舉，持續到手臂發痠或書掉落為止，每日多次練習。書的厚度因人而異，以不感到難受為宜。此姿勢有助於訓練胸肌、挺拔胸部。

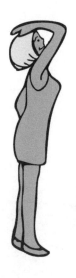

小方法消除肘部乾燥

　　首先將肘部洗淨，然後用毛巾裹住進行熱敷。把一個雞蛋敲破在小碗裡，然後用小勺撈出蛋黃，在剩下的蛋清中撒入一些食鹽攪拌均勻。這時解下毛巾，將摻有食鹽的蛋清慢慢塗在肘部，輕輕揉搓5分鐘。然後用清水將肘部洗淨，擦乾，塗上潤膚霜就可以了。這個方法的原理是：食鹽可以去除老化角質，而蛋清具有滋潤的作用。

　　肘部肌膚乾燥和粗糙比較嚴重的，可將一個檸檬切開，取一小半，撒上食鹽，摩擦熱敷過的肘部。檸檬的酸性成分能夠有效的軟化角質，而沒有溶解的食鹽顆粒則能幫助去除這些角質。摩擦5～10分鐘以後同樣用水洗淨，擦乾，塗上潤膚霜。摸摸看，你肘部的肌膚是不是柔軟滋潤了很多？

小黃瓜改善小腿肌膚

　　夏天經常穿裙子，小腿裸露在外面的機會比較多，應多加護理。取一根小黃瓜切成小段後，倒進榨汁機榨成糊狀，再往小碗裡放2勺玉米粉，倒入小黃瓜泥，攪拌一下；然後將毛巾用熱水洗淨擰乾敷在腿上，刺激腿部的毛孔張開，再把黃瓜泥包在毛巾裡擦拭腿部，讓黃瓜汁完全滲透到腿部肌膚。持續用這種方法護理腿部，小腿皮膚會有很大的改善。

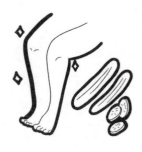

乾辣椒保養雙腳

將5個乾辣椒掰碎後泡進溫水裡，用辣椒水泡腳30
分鐘左右。乾辣椒能讓腳部迅速發熱，燃燒腿部脂肪，
加速血液循環，30分鐘後把腳從溫水中取出來，再穿
上暖拖鞋捂一個小時，腳部皮膚就柔軟多了！注意，
水的溫度要保持在40℃左右。

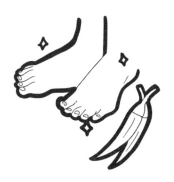

男人也要護膚

　　別以為護膚是女人的事，跟男人沒關。其實男人也需要皮膚保養，你至少需要擁有洗面乳、護膚水、潤膚霜、刮鬍膏之類的護膚保養品。

　　在使用刀片濕式刮鬍子時，先將臉洗淨，以防細菌侵入，之後用熱毛巾敷臉使皮膚的角質層軟化。刮鬍子時應選用質地溫和的刮鬍膏，以減緩刀片與臉部皮膚間的摩擦。刮完鬍鬚後一定要塗上護膚水和潤膚霜，調理、鎮靜緊張的肌膚，使其恢復生機，充滿活力。

七招防治「電腦皮膚」

電腦時代，工作和生活變得高效、便捷。但是，電腦也在悄悄的傷害我們的皮膚——皮膚乾枯、毛孔變粗、小痘痘外冒、眼睛乾澀、黑眼圈形成並不斷加重……這種病態皮膚，被專家稱為「電腦皮膚」。那麼如何防治「電腦皮膚」呢？下面的七招可以幫助你。

一、確保螢光幕清潔：

每天開機前，用乾淨的細絨布把螢光幕擦一遍，減少上面的灰塵。

二、隔離最重要：

要學會使用美白保濕隔離霜、防護乳，薄薄的一層，就能夠讓肌膚與灰塵隔離。另外，使用具有透氣功能的粉底，也能在肌膚與外界灰塵間築起一道屏障，但不要用油性粉底。

三、徹底潔膚：

上網結束後，第一項任務就是清潔臉部，用溫水加上洗面乳徹底清洗臉龐，將靜電吸附的塵垢通通洗掉，塗上溫和的護膚品。久之可減少傷害，潤膚養顏。

四、經常補水：

電腦輻射會導致皮膚乾燥。身邊放一瓶保濕產品，如滋養液、柔（爽）膚水、精華液等，經常給臉補補水。在自己的護膚用品中添加一些水分含量高的護膚霜和抗皺霜。

五、每星期做一次深層的清潔和保濕：

對皮膚進行深層清潔和保濕。這有助於收縮變得越來越粗大的毛孔。最好按膚質使用個人專用保養品，同時注意配以正常的作息、飲食。不過，想要收縮變得粗大的毛孔，改善膚質，絕非一朝一夕的事情，任何方法都必須長期持續使用才會顯示出效果，三天打魚，兩天曬網是沒有用的。

六、經常喝綠茶：

綠茶中的茶多酚具有很強的抗氧化作用。

七、經常喝新鮮果汁和生菜汁：

鮮果汁和生菜汁是人體的「清潔劑」，能解除體內堆積的毒素和廢物。體內的毒素少了，皮膚也會光潔許多。

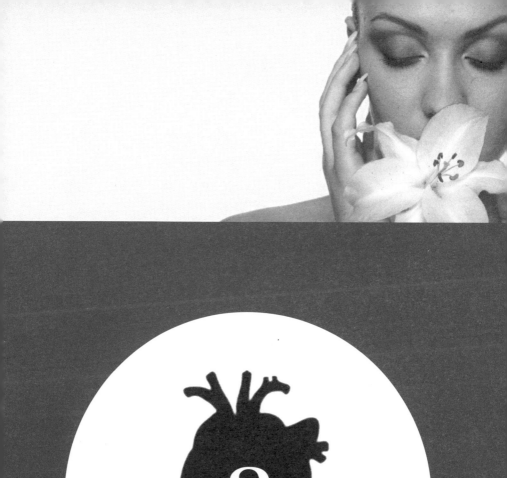
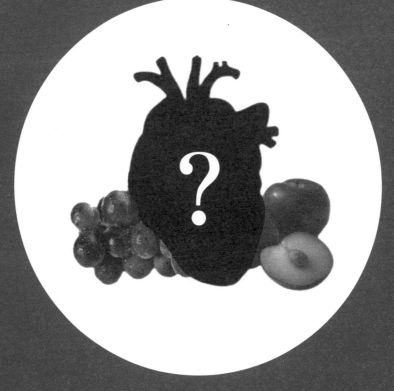

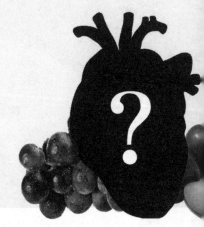

3

健康保健有妙招

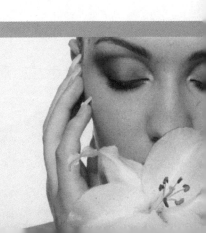

趕走擾人小病痛

一、消除疲勞

在枕套下面放些氣味芬芳的殺菌植物葉片，如：月桂、蕨、榛樹葉、針葉、薄荷和玫瑰花瓣等，這樣晚上就可安然入眠，並有效的消除疲勞。

二、打嗝

(1)在一杯開水內放入3～4片月桂葉，浸泡一陣，每次打嗝時喝10～15毫升。

(2)乾吞一茶匙糖，可在數分鐘後止住打嗝。因為糖在口腔裡能改變原來的神經衝動，以阻撓橫膈肌作間歇性收縮。

(3)打嗝時，倒一大杯水，身子向前彎，從杯子的另一邊喝水。

(4)嘗試短暫的憋氣，或作緩慢且穩定的吐氣。

(5)用棉棒刺激上頜硬部和軟部的交界處。

(6)咀嚼並且吞嚥乾麵包。

(7)抱雙膝並壓胸。

(8)吸吮碎冰塊。

三、眼睛紅腫

將香芹切成小段裝入紗布袋，放入開水中。過15～20分鐘取出，冷卻，放在眼皮上10分鐘。

四、牙齒疼痛

把棉花棒浸入丁香油後放到病牙上，可以幫助你緩解疼痛。

五、食欲過盛

用中指指腹按住上嘴唇和鼻子之間的穴位幾分鐘，飯前喝一杯礦泉水或者番茄汁。

六、咳嗽

用酒精或者白酒按摩胸廓，使之發熱，然後馬上喝上一杯溫熱的開水。

七、頭疼

倒杯熱水，放點辣椒末進去，小口喝下。水和辣椒可使血液升溫，刺激血液流入大腦，頭疼就緩解了。如果沒有辣椒末，找一個舒適的地方坐下，解開衣領，沿順時針方向按摩太陽穴。

八、膿包

如果牙床膿包已經很大，用酒精擦拭，然後用消毒過後針把它刺破，將膿包的膿擠壓出來，接著再用漱口藥水清洗。膿包會漸漸變小。

九、體內垃圾

用植物油塗抹身體，用專門的浴刷按摩身體10分鐘左右。然後泡個熱水澡，仔細的用浴球、沐浴乳洗去植物油。促進毛孔張開排除體內垃圾。

十、口臭

把檸檬片放在舌頭上5～7分鐘，不時的吸一下，但最好還是要請牙科醫師檢查一下是否有口腔疾病。

十一、流鼻血

坐下，頭稍稍往前低，用帶冰的水袋放在鼻樑上。如果身邊沒有，可將手帕用冷水浸濕，然後用手帕用力按住流鼻血的那個鼻翼2～3分鐘。

十二、血壓低

當感覺血壓降低時，換一個舒服的坐姿，解開衣領，順時針按摩太陽穴，或用幾滴檸檬汁（香水）擦拭太陽穴。然後，可以喝一杯中等濃度的咖啡。

十三、血管堵塞

將40公克蒜搗碎，兌入100毫升白酒，放置10～15天。每日2～3次，飯前30分鐘飲用，每次10毫升。這種方法可以清理阻塞，讓血管有彈性，還可以治療慢性頭疼。

十四、雙手出汗

每天喝30毫升纈草、益母草或者芍藥浸液，早上用橡樹葉或者洋甘菊浸液加水（一湯勺浸液兌一升水）浸泡雙手。

十五、偏頭痛

在鍋內放入等量的醋和水，用小火燒開。當開始冒蒸氣時，將頭低至鍋上方，呼吸蒸氣，吸氣60～75次就可以了。

十六、燙傷

在處理燙傷的時候，取新鮮的天竺葵葉子蓋在傷口上，用繃帶纏好。過10～12小時重複一次。燙傷通常會在短短的幾天裡痊癒，不會留下疤痕和斑點。

十七、關節痠痛

取新鮮的圓白菜葉，在菜葉內部塗上蜂蜜。用它做護膝包住膝蓋（最好借助於有彈力的繃帶），直到痠痛感消失再取下來。

十八、醉後不舒服感

在躺下睡覺前喝幾杯蜂蜜水會減輕你第二天早上的痛苦。如果早上起來還是感覺不舒服，可貼個芥末膏在小腿上，在額頭上放塊冰。半小時後，症狀會減輕。

十九、口腔潰瘍

將無糖維生素C片貼在潰瘍處，等它溶化，潰瘍很快就好了。

二十、止血

把搗爛的生薑敷在傷口流血處，範圍以敷滿傷口為宜，具有很好的止血效果。

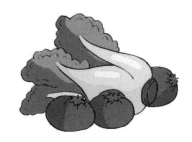

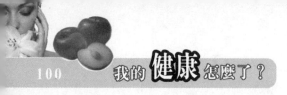

吃多腹脹怎麼辦

　　每逢節日期間，吃多腹脹、消化不良就會成為節日後遺症的一種。這雖然不是什麼大病，但也有不適的感覺。解決這個問題最簡單的方法就是：適當節食，讓腸胃好好休息幾天；或者多喝茶來幫助消化，也可用胡蘿蔔、荸薺、山楂、麥芽煮水喝；還要多運動，飯後散步，沒事時可以逛逛街。

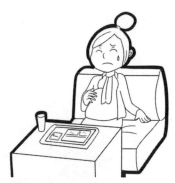

生活一點通：

　　如果是魚吃多了導致的脹肚，可將生薑搗爛，拌醋調食。如果是肉吃多了，可嚼點山楂片。如是糯米食物吃多了，則用炒麥芽30公克用水煎後飲用。

茶水煮飯可防病

茶水煮飯有去膩、潔口、化食和防治疾病的好處。據營養學家研究，常吃茶水煮的米飯，可以防治四種疾病。

一、防治心血管疾病

科學實驗證明，茶多酚可以增強微血管的韌性，防止微血管壁破裂而出血。而且，茶多酚可降低血膽固醇，抑制動脈硬化。

二、預防中風

腦中風的原因之一，是人體內生成過氧化脂質，從而使血管壁失去彈性，而茶水中的單寧酸，正好有抑制過氧化脂質生成的作用，能有效的預防中風。

三、具有防癌作用

茶多酚可以抑制亞硝胺在人體內的合成，從而達到防治消化道腫瘤的目的。

四、預防牙齒疾病

茶葉所含的氟化物，是牙本質中不可缺少的重要物質。如能不斷的有少量氟浸入牙組織，便能增強牙

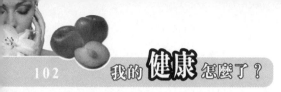

齒的堅韌性和抗酸能力，防止齲齒發生。

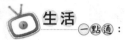生活一點通：

　　蒸米飯時間長，維生素B1損失會超過30％。如在蒸飯時撇去米湯水，維生素損失會超過40％，所以蒸米飯時間不宜過長。

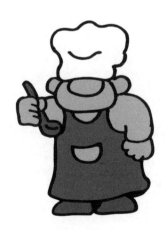

花椒鹽水治腳氣

　　用花椒和鹽煮水，用煮開的花椒鹽水泡腳對治腳氣有很好的效果。因為鹽具有殺菌的作用，而花椒能夠除濕，很好的收斂皮膚。但腳氣比較嚴重、瘡傷已經潰爛的患者不適合用此法。

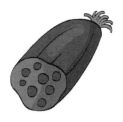

「保胃」食品集錦

醫學專家說，胃病三分治七分養，因此，合理、有效的膳食是「保胃」的前提，下面就介紹幾種保胃的食品：

一、白菜

白菜味甘性溫，具有清熱除煩，通利腸胃的作用。甘溫無毒，利胃腸，除胸煩，解酒渴，利大小便，和中止咳。

(1)白菜蘿蔔汁：鮮白菜50公克、生蘿蔔50公克，洗淨後搗爛取汁，加紅糖適量，分次服用。適用於木薯中毒、食物中毒。

(2)白菜炒蝦仁：鮮白菜250公克、蝦仁10公克，加油炒熟，可佐餐食用。

二、馬鈴薯

馬鈴薯又名洋芋，味甘性平，具有補脾益氣，緩急止痛，通利小便的作用。用於脾胃虛弱，消化不良，腸胃不和，脘腹作痛，大便不利等。

(1)馬鈴薯汁：馬鈴薯120公克，洗淨切碎，搗爛擠

汁，每次用1～2湯匙，加蜂蜜適量，沖入開水調勻，空腹服用。

⑵薑橘馬鈴薯汁：馬鈴薯100公克，生薑10公克，洗淨切碎，橘子一個（去皮核），用潔淨的紗布絞取汁液，食前服一湯匙。

三、芹菜

芹菜味甘性涼，具有平肝清熱，祛風利濕，健胃利尿的作用。甘涼清胃，滌熱祛風，利口齒、咽喉，明目。

芹菜蜜汁：鮮芹菜150公克，洗淨搗爛取汁，加蜂蜜適量燉，溫熱服用。

四、韭菜

韭菜味辛性溫，具有補腎助陽，溫中開胃，理氣降逆，活血散淤的作用。

韭汁牛乳飲：韭菜汁100公克，牛奶200公克，生薑汁25公克，煮沸，溫服。

五、小黃瓜

小黃瓜味甘性涼，具有清熱止渴，健胃利尿，清火解毒的作用。

⑴小黃瓜豆腐湯：小黃瓜250公克，豆腐500公克，清水共煮，飲湯食菜。

(2)蜜蘸小黃瓜：嫩小黃瓜120公克，蘸蜂蜜食之，一日2～3次。

六、番茄

番茄味甘酸、性微寒，具有生津止渴，健胃消食的作用。

白糖番茄：番茄120公克，用沸水浸燙，撕去外皮，切成薄片，加白糖適量，拌勻服食。

七、蘑菇

蘑菇味甘性涼，具有補脾益氣，潤燥化痰的作用。甘寒無毒，益腸胃。

鮮菇益脾湯：鮮蘑菇100公克撕成小塊，豬瘦肉100公克切成薄片，用食油、細鹽炒至肉色變白，加水煮熟，佐餐食用。

八、玉米

玉米味甘性平，具有補中健胃，益肺寧心，利水消腫的作用。

(1)玉米刺梨湯：玉米30公克、刺梨15公克，加水煮湯，溫熱服用。

(2)玉米湯：玉米30公克、玉米鬚15公克，加水適量，煎湯代茶飲。適用於慢性腎炎，臉部水腫，小便不利等。

(3)玉米粥：玉米粉30公克，冷水溶和，粳米50公克，加水煮粥，待煮沸後，調入玉米粉，同煮為粥。適用於高血脂症、高血壓病、冠心病以及預防癌症等。

九、紅棗

紅棗味甘性溫，具有補脾和胃，益氣生津，養血安神的作用。

(1)紅棗粥：紅棗15枚，糯米60公克，清水煮粥，溫熱服食。

(2)薑棗湯：生薑5片，紅棗5枚，薑半夏6公克，水煎服。

十、山楂

山楂味甘而酸，具有健胃消食，活血化淤的作用。化食積，行結氣，健胃寬膈，消血痞氣塊。

麥芽山楂飲：炒麥芽10公克，炒山楂6公克，水煎去渣，加紅糖適量，隨意飲食。

十一、蘋果

蘋果味甘性涼，具有健脾益胃，生津潤燥，解暑除煩的作用。

(1)玉容膏：鮮蘋果1000公克，切碎搗爛，絞取汁，熬成稠膏，加蜂蜜適量，混勻服食。每次1湯匙，溫開水送服。

(2)蘋果皮湯：蘋果皮15～30公克，水煎服。

(3)蘋果山藥散：蘋果30公克，淮山藥30公克，共研為細末，每次15～20公克，加白糖適量，溫開水沖服。

十二、桃子

桃甘酸而溫，具有養胃生津，潤燥滑腸的作用。

鮮桃飲：鮮桃適量，除皮核切片，用白糖醃漬，飯後飲汁、食肉。

十三、牛肉

牛肉味甘性平，具有健脾養胃，補益氣血，強壯筋骨的作用。治消渴，止吐瀉，安中益氣，補虛壯健，消水腫，除濕氣。

(1)陳皮牛肉：牛肉500公克，陳皮、砂仁各3公克，生薑15公克，桂皮3公克，胡椒3公克，大蔥、食鹽適量，加水同煮，牛肉熟後取出，切片食用。

(2)牛肉濃汁：牛肉500公克，切成小塊，加水適量，用文火煮，取濃汁，再加食鹽調味，即可飲用。

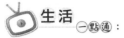

生活一點通：

　　四季飲食護胃養生：春季飲食宜清淡，忌油膩、烹煎、辛辣；夏季飲食宜甘寒清淡、利濕清暑、少油，忌過食生冷；秋季飲食宜甘潤、平和，忌辛辣、煎烤；冬季飲食宜溫熱進補，忌生冷、油膩。

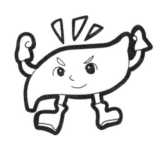

防心臟病用鳳梨

　　鳳梨不僅有抗炎、消暑、解渴、提神的功效，還能防治心臟病。因為，鳳梨的果汁中含有一種鳳梨蛋白酶，它既可以溶解引發心臟病發作的血栓，又可以及早阻止血栓的形成，從而大大降低心臟病人的死亡率。

　　同時，鳳梨中含有豐富的維生素B群，能有效的滋養肌膚，防止皮膚乾裂，使頭髮光亮，也可以消除身體的緊張感和增強身體的免疫力。

吃野菜好處多

隨著人們生活水準的提高，吃野菜也成為時尚之舉。野菜的吃法很多，可清炒，可煮湯，可做餡料，營養豐富，物美價廉，殊不知，野菜在抗癌方面也有功效。

一、蒲公英

其主要成分為蒲公英素、蒲公英甾醇、蒲公英苦素、果膠、菊糖、膽鹼等。可防治肺癌、胃癌、食管癌及多種腫瘤。

二、龍葵

別名烏甜仔菜，全草有清熱、利尿、解毒、活血之效，同時可治療疔瘡、丹毒、跌打扭傷、支氣管炎等症狀。

三、昭和草

據說是二戰期間，日本以飛機空投種子於台灣，所以又稱飛機草，全草有解熱、涼血、利尿、通便、降血壓、頭痛、便祕水腫、肝硬化等。

四、紅菜

別名紅鳳菜，有清熱涼血、止血等功效；它富有磷、鐵、蛋白質。對於女人是絕佳的補血食材，所以也是貧血人最佳的「素食補血劑」，此外紅菜還有解毒消腫、改善生理痛、止渴、解暑等功能。

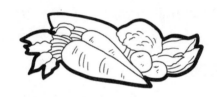

生活 一點通：

在挖野菜時，不要選擇在垃圾堆或者被污染的河道附近生長的野菜，因為這種野菜很難洗乾淨，吃了會對身體有害。

糖水防幼兒便祕

　　用一平匙的紅糖，混合100毫升的溫開水，攪拌均勻，讓孩子慢慢喝下，再以順時針方向在肚腹處輕輕按摩，可治療孩子便祕。

生活
一點通：

幼兒便祕還可以採用按摩的方法解決：

(1)用手掌輕輕摩擦幼兒腹部，以肚臍為中心，由左向右旋轉摩擦，每按摩 10 次休息 5 分鐘，反覆 3 回。

(2)嬰兒仰臥，抓住嬰兒雙腿做屈伸運動 10 次，然後單腿屈伸 10 次。

熟蘋果可止瀉

　　腹瀉時取蘋果1個，連皮帶核切成小塊，放在水中煮3～5分鐘，待熟後食用，每日2～3次，每次30公克左右即可。需要注意的是，在食用煮熟的蘋果時，不宜加蔗糖調味，因為蔗糖可能會加重腹瀉。蘋果含有豐富的糖分、胡蘿蔔素和維生素B群及鈣、蘋果酸、果膠等，除了止瀉外，還有補心益氣、生津止渴，以及健脾胃、防止膽固醇增高等功效。

　　還要注意的是，用來止瀉的熟蘋果不要吃得太多，否則會使所含的果膠與鞣酸在胃內和胃酸反應，形成膠狀物，堵塞胃腸道，反而導致腹脹。若是為了達到某種食療效果，需要多吃時，則應一天分幾次吃或與其他食物一起吃。

大雪梨的醫用方法

1. 將大雪梨一個連皮切碎，加適量水和冰糖燉煮後放涼服食，可治咳嗽嗓啞，咽喉乾痛。

2. 大雪梨一個去核，裝入川貝粉 3 公克，隔水蒸熟，吃梨飲湯，對各種咳喘都有療效。

3. 大雪梨一個，去核切片，鮮藕 300 公克切片，鮮藕葉一張切碎，鮮白茅根 30 公克洗淨切段，水煎服，對咳血、痰中帶血有極佳的療效。

4. 大雪梨兩個，藕節 12 公克，瘦豬肉 60 公克，加水煮食，每日一劑，連服數日，對治療鼻出血有特效。

5. 大雪梨一個，去核後裝入冰糖適量，放碗內上鍋蒸透，放涼後食梨飲湯，每日一個，可治癒老年憋氣咳喘。

益母草煮雞蛋治痛經

　　有些女性朋友每個月的那幾天總是非常難熬，腹部疼痛難忍，給生活和工作帶來很多不便，這都是痛經惹的禍。痛經分為原發性和繼發性兩種：原發性痛經是經婦科檢查未發現病理變化；繼發性痛經是生殖器官有明顯的器質性病變，如生殖系腫瘤、盆腔炎症等。繼發性痛經患者，應在醫生的指導下積極治療原發病。原發性痛經的朋友除了月經前及月經期要注意避免勞累、受涼、精神緊張等因素外，用益母草煮雞蛋吃也是一種很好的治療方法。

　　取雞蛋2個，益母草30公克，元胡15公克，放入沙鍋中加適量清水同煮，雞蛋熟後去殼再煮片刻，去藥渣，吃蛋喝湯。經前1～2天開始服，每日1劑，連服5～7天。其中，雞蛋具有滋陰養血的作用；益母草則可活血化淤，是歷代醫家用來治療婦科疾病之要藥，可透過鬆弛痙攣狀態下的子宮、緩解炎症等多種途徑達到抗痛經的作用；而元胡具有行氣活血、散淤止痛的作用，是臨床上治療痛經的常用藥。三者合用可達

到行氣、養血、活血、去淤、止痛的作用，是痛經患
者的食療佳品。

　　但是，益母草煮雞蛋並非對所有的痛經患者都有
效。根據痛經患者的臨床表現不同，痛經分為氣滯血
淤、寒濕凝滯、濕熱下注、氣血虛弱、肝腎不足五種，
而益母草煮雞蛋最適合於氣滯血淤型痛經患者食用。
這類患者典型的臨床表現為：月經週期往往不太規律，
在月經前2～3天開始出現莫名其妙的心煩、胸悶，常
常為一點小事大發脾氣，伴有乳房及胸脅部脹痛，經
前或經期小腹脹痛，經量少，色暗有塊。除了持續吃
益母草煮雞蛋外，氣滯血淤型痛經患者平日還應適當
多吃一些具有疏肝理氣、活血調經作用的食物，如白
蘿蔔、柑橘、佛手柑、茴香等。

生活一點通：

　　寒濕凝滯型痛經患者平素應多吃一些具有散寒
化濕、溫經活血作用的食物，如生薑、羊肉、蔥白、
山楂等。

　　濕熱下注型痛經患者平素應多吃一些具有清熱
除濕、化淤止痛作用的食物，如馬齒莧、絲瓜、苦
瓜、紅豆、綠豆、薏仁、油菜、香椿、萵苣、蓮藕、

冬瓜、芹菜等。

　　氣血虛弱型痛經患者平素應適當多吃一些具有益氣養血、調經止痛作用的食物，如紅薯、山藥、栗子、雞肉、牛奶、馬鈴薯、葡萄、桂圓、紅棗等。

　　肝腎不足型痛經患者平素應多吃一些具有補益肝腎、調經止痛作用的食物，如枸杞、桑葚、核桃仁、黑豆、黑米、黑芝麻等。

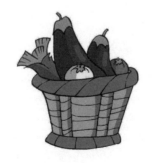

治療腹痛有三法

　　腹痛是十分常見的臨床症狀，引起腹痛的原因有很多，可涉及身體的各個系統，有的病因是輕微的，有的卻可能是嚴重的疾病，甚至在很短的時間內可對生命構成威脅。對於一些輕微的腹痛，我們可以採取以下三種方法來治癒：

1. 患急性腸炎和腹痛腹瀉時，可取食用醋 100～200 公克，倒入鍋中，用文火加熱片刻，將 2 個雞蛋打入醋內，煮熟後吃蛋飲醋，1～2 次即可見效。

2. 受寒引起的腹痛或急性膀胱逼尿肌麻痺，造成小便不通，可將鹽放在棉布袋裡熱敷腹部，很有功效。

3. 有人食用西瓜後，小腹脹痛，可取鹽少許，含化嚥下，片刻即消痛。

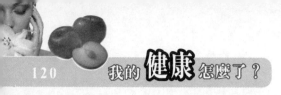
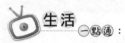

生活一點通：

　　對於功能性神經性腹痛、胃痛患者或因飲食過急、飯前生氣、慢性腸炎而導致胃腸痙攣，造成輕度腹痛的患者而言，立即採用右側臥位，雙腿收縮呈微曲狀，不一會兒便可緩解腹痛或使胃部感到舒服許多。

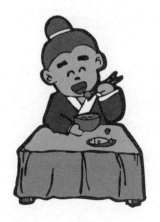

大蒜防感冒

　　如果你準備用牛奶咖啡和三明治做早餐，可以在每片雜糧麵包上塗薄薄的一層黃油和2～3瓣搗碎的蒜。蒜層上還可以放些乾酪和蔬菜。這樣做的好處在於：蒜可以消滅所有的細菌，而牛奶咖啡可以消除蒜味。

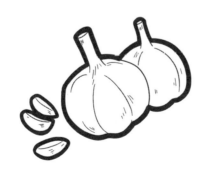

預防感冒的妙招

1. 每晚用較熱的水泡腳 15 分鐘，水量要沒過腳面，泡後雙腳要發紅。

2. 生吃大蔥時，可將油燒熱澆在切細的蔥絲上，再與豆腐等涼拌吃。

3. 每天用冷水洗臉。用手掬一捧水洗鼻孔，即用鼻孔輕輕吸入少許水，再擤出，反覆多次。

4. 兩手對搓，掌心熱後按摩鼻溝 10 餘次。

5. 初發感冒時，在杯中倒入開水，對著熱氣做深呼吸，直到杯中的水涼為止，每日數次，可減輕鼻塞症狀。

6. 感冒初起時，可用吹風機對著太陽穴吹 3～5 分鐘熱風，每日數次，可減輕症狀。

7. 在冬天，喝點大蒜湯能有效預防感冒，具體做法是：將 3 瓣大蒜、3 片生薑、一小撮茶葉，加上少許紅糖或三五個紅棗混在一起加水煮至熟即可。

治感冒用蜂蜜

　　俗稱的「傷風」或「感冒」，系指鼻、咽、喉部的感染（上呼吸道感染），是最常見的呼吸道感染性疾病。蜂蜜及其配方對此有良好的預防作用。下述配方可供大家參考選用：

一、鉤藤蜜茶

　　配方：蜂蜜、鉤藤各15公克，綠茶1公克。

　　用法：鉤藤加水500毫升，煮沸3分鐘，去渣，加入蜂蜜與綠茶；日服1劑，分3次溫服。

　　主治：流行性感冒。

　　說明：流行性感冒由病毒引起，表現為鼻塞、打噴嚏、喉嚨痛、聲嘶、咳嗽、發燒、頭痛、全身痠痛等，並有流行趨勢。

二、蜜薑感冒飲

　　配方：蜂蜜、薑汁各適量。

　　用法：將蜂蜜、薑汁按1：1的比例配製飲用。

　　主治：普通感冒。

　　說明：普通感冒即「傷風」，多由病毒引起，全

身表現較流行性感冒輕微，如頭痛、牙痛、發熱等。

三、檸檬蜜茶

配方：蜂蜜100公克，檸檬1個。

用法：將檸檬榨汁，溶解在800毫升沸水中，與100公克蜂蜜混合，作為1天的用量。

主治：流行性感冒或普通型感冒。

四、鮮蜜紅茶

配方：蜂蜜60公克，紅茶若干。

用法：蜂蜜60公克沖濃紅茶飲用。

主治：流行性感冒或普通型感冒。

五、蒜蜜飲

配方：蜂蜜、大蒜各適量。

用法：將大蒜剝皮、洗淨、磨碎，加等量蜂蜜調勻；日服2次，每次1匙，用溫開水沖服。

主治：流行性感冒。

六、蜜奶感冒茶

配方：蜂蜜15公克，牛奶1杯。

用法：將鮮牛奶煮沸，待溫度降至60℃時加入蜂蜜飲之，日服2次。

主治：感冒。

生活一點通：

　　感冒患者都希望早點好、快點退燒，許多人認為吃藥效果太慢，特別熱衷於輸液治療。其實，並不是所有的感冒、發燒病人都需要輸液治療，除了平時患有慢性病或年老體弱者需要輸液外，中、青年人以及平時身體狀況較好者，患了感冒一般沒必要輸液，只要多喝水，多休息調整好心態，就會很快好轉。

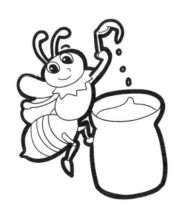

不用藥，治感冒

感冒是一種常見疾病，這裡介紹幾種防治感冒的妙方：

一、多吃蘿蔔

蘿蔔中的蘿蔔素對預防、治療感冒有獨特作用。把蘿蔔切碎，榨出半茶杯蘿蔔汁，再把生薑搗碎，榨出少量薑汁，加入蘿蔔汁中，然後加白糖或蜂蜜，拌勻後沖入開水當飲料喝，每日三次，連服兩天，可以清熱、解毒、祛寒，防治感冒。

二、吃少量食鹽

喝湯時少放鹽，湯中的食鹽會提高唾液中溶菌酶的含量，保護口腔、咽喉部黏膜上皮細胞，讓其分泌出更多免疫球蛋白及干擾素來對付感冒病毒。因此，每日吃鹽量控制在5公克以內，對防治感冒大有益處。

三、沖服蜂蜜

蜂蜜中含有多種生物活性物質，能增強人體的免疫功能，每日早晚沖服，可有效的治療和預防感冒及其他病毒性疾病。

四、糖薑茶合飲

感冒多為外感風寒，常有頭痛、鼻塞、流鼻涕及全身關節痠痛，甚至怕冷、發熱等症狀。可用紅糖、生薑、紅茶煮湯飲用，每日1～2次，不僅暖身祛寒，而且有良好的防治感冒功能。

五、喝雞湯

雞肉中含有人體所必需的多種氨基酸，營養豐富，能顯著增強身體對感冒病毒的抵抗能力，雞肉中還含有一種特殊的化學物質，具有增強咽部血液循環和鼻腔液分泌的作用，對保護呼吸道通暢，清除呼吸道病毒，加速感冒痊癒有良好的作用。

生活一點通：

感冒病毒有耐寒怕熱的特點，用茶壺或茶杯，倒入開水後，使鼻孔對著蒸氣呼吸，距離以能忍受的熱度為宜，可以有效治療感冒。

三招巧治咽喉痛

日常生活中，治療咽喉痛可以用以下三種方法：

1. 口舌乾燥、咽喉腫痛，可泡濃茶 1 杯，加蜂蜜 1 湯匙攪拌，待蜂蜜完全攪勻後，用以漱口，然後緩慢嚥下。每日 3 次，數次後便能使咽喉腫痛症狀消失。

2. 用雙手提起兩耳的耳尖，然後放下，有節奏的連續提放 100 次。之後，喝適量白開水或橘子水，每日 3 次，便會使咽喉的疼痛減輕。

3. 羅漢果 1 個，開水泡服。羅漢果具有清肺利喉、潤腸通便的作用。對咽喉腫痛、嗓子乾癢均有很好的療效，但需注意的是，羅漢果有通便的作用，對於容易腹瀉的人來說，還是盡量少服用為好。

生活一點通：

用絲瓜絞汁或將絲瓜藤切斷，讓絲瓜汁自然滴出，然後放入碗中用鍋蒸熱，再加適量冰糖飲用，可以有效治療兒童咽喉痛。

對付咳嗽妙法多

求醫不如求己，咳嗽自己治，既方便又有效，如果身體不適，伴有咳嗽，不妨試試下面的妙法：

1. 兒童咳嗽。可將蒜頭橫切，輕擦喉部止咳。

2. 體弱咳嗽。雞蛋 1 個打散，以沸濃豆漿沖之，加白糖，早、晚各服 1 次。

3. 白糖加香油用開水沖，1 日 3 次。

4. 生西瓜子仁加冰糖，研成細末服用。

5. 核桃仁加冰糖開水沏之，睡前飲用。

6. 氣管炎引起的咳嗽，可用蜂蜜水代茶飲，可減輕咳嗽，並能預防因劇烈咳嗽引起的喉頭損傷。

7. 春天是哮喘病多發季節，可用大蒜瓣自療：大蒜 2～4 瓣搗成泥狀裝入瓶中，聞大蒜氣味，每日 3～5 次，大蒜瓣 1 日 1 換，連用 3～4 日。

8. 白蘿蔔和蜂蜜都有潤肺止咳的作用，可用來治乾咳：將白蘿蔔洗淨，搗爛取汁，每次 60 公克，加入適量蜂蜜調均勻，每日 3 次，連服 3～5 日。

9. 對久咳不癒者另有兩方：(1)白果 3 錢、冰糖 2 錢

同蒸，睡前服用。將白果搗碎先泡上一天，不間斷服一個月。⑵醋燉蛋：醋 60 公克，雞蛋 1 個，以醋燉蛋，連服 1 月。

生活 一點通：

把 400 公克薄荷放入 4 公升沸水中煮 5 分鐘，然後加入洗澡水中洗澡，具有止咳化痰的作用。

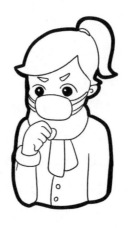

口腔潰瘍小療法

一、蘋果療法：

取1個蘋果（梨也可以）削成片放至容器內，加入冷水（沒過蘋果或梨）加熱至沸，待其稍涼後與酒一起含在口中片刻再食用，連用幾天即可治癒。

二、蜜汁含漱法：

可用10％的蜜汁含漱，能消炎、止痛、促進細胞再生。

三、可可療法：

將可可粉和蜂蜜調成糊狀，頻頻含咽，每日數次可治口腔發炎及潰瘍。

四、薑水代茶漱口法：

用熱薑水代茶漱口，每日2～3次，一般3天潰瘍處即可收斂。

治鼻炎用冷水

　　先用毛巾或手蘸水擦鼻臉部，然後吸一口氣，將臉部浸入冷水內（耳不淹沒），在水內用鼻呼氣；呼氣終了，抬頭用口吸氣，再入水用鼻呼氣。如此反覆十幾次。 在水中呼氣，使鼻部周圍的水翻騰，這樣可對鼻部起按摩作用。

　　洗完後用手按摩鼻臉部：兩手拇指微屈，其他四指輕握拳，用拇指背沿鼻樑骨兩側上下往返用力，摩擦二三十次（上擦到眼下，下擦到鼻孔旁）。最後，用兩手掌摩擦幾次整個臉部而結束。

生活 一點通：

　　在蒜汁和蔥汁中加入少許牛奶，然後把它滴入鼻腔內，三者比例視個人情況而定，以不感灼痛為宜。此種方法適用於由傷風引起的鼻炎。

哮喘病的自我療法

哮喘病無法預防，但在緩解期可以透過一些自我療法來減少發病次數。自療時要注意以下事項：

1. 忌食過鹹食物。

2. 急性發作期應儘快緩解症狀，祛痰消炎，改善肺換氣功能。

3. 忌食白帶魚、黃花魚、西施舌、鱛魚、蝦、蟹、芥菜等食物。

4. 不要選用阿斯匹林製劑。

5. 多食新鮮蔬菜和豆製品。

6. 適量選食一些能滋補肺脾的食品，如蓮子、栗子、黑豆、枇杷、梨、麥芽糖、豬肺，等等。

7. 尋找引發哮喘的誘因，使患者脫離過敏源。

8. 戒菸酒，多喝茶。

9. 緩解期患者應該積極參加適合自身的運動，提高身體的應急能力。運動要循序漸進，可從夏季用冷水洗臉、做簡單深呼吸動作開始，再散步，然後小跑步，練氣功，直至進行較大運動量的訓

練。

10. 哮喘病人應避免進入塵埃密佈或煙霧彌漫的場
　　 所，傷風咳嗽要及早治療，以減少哮喘發作次
　　 數。

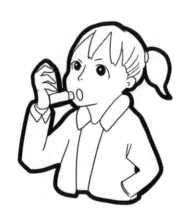

跌打凍傷妙用鹽

生活中，跌打損傷不可避免，這些小問題不用總是麻煩醫生，自己在家就可以解決。

如果不小心將膝蓋摔得紅腫，可取小半碗鹽放在鍋裡炒，炒到變色發燙後用布包起來，往腫的地方慢慢靠，慢慢敷。等鹽徹底冷卻，下回炒後再敷。每天敷兩次，每次半小時，兩天就見效。

如果是手生了凍瘡，可放大半盆熱水，用五大匙鹽攪拌，先將雙手放在水面上蒸熏，然後再將雙手放進鹽水裡泡，每天三次，每次半個小時，泡完後抹上凡士林，兩三天就能消腫。

牙痛的治療方法

　　牙痛的滋味，一般人都有過經驗，確實使人難以忍受。特別是在夜晚，牙痛起來去醫院很不方便，實在痛苦。但是，掌握必要的應急方法，至少可減輕一時的疼痛。

急救措施：

1. 用花椒一枚，嚙於齲齒處，疼痛即可緩解。

2. 將丁香花一朵，用牙咬碎，填入齲齒空隙，幾小時牙痛即消，並能夠在較長的時間內不再發生牙痛（丁香花可在中藥店購買）。

3. 用水摩擦合谷穴（手背虎口附近）或用手指按摩壓迫，均可減輕痛苦。

4. 用鹽水或酒漱口幾遍，也可減輕或止牙痛。

5. 牙若是遇熱而痛，多為積膿引起，可用冰袋冷敷頰部，疼痛也可緩解。

注意事項：

1. 頑固的牙痛最好是服用止痛藥，可減輕一時的疼痛。

2. 止痛不等於治療。應注意口腔牙齒衛生，以防牙痛。當牙痛發作時，用上述方法又不能止痛，應速去醫院進行急診治療。

3. 防止牙痛關鍵在於保持口腔衛生，而早晚持續刷牙很重要，飯後漱口也是個好辦法。

4. 預防牙病還要應用「橫顫加豎刷牙法」。刷牙時要求運動的方向與牙縫方向一致。這樣可達到按摩牙齦的目的，又可改善牙周組織的血液循環，減少牙病所帶來的痛苦。

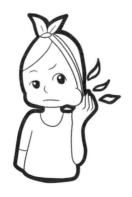

冬季給你「消消火」

進入寒冬，不少人都會有嗓子乾啞、喉嚨腫痛、口舌生瘡的上火症狀，有什麼辦法可以「消火」呢？

一、喉乾嗓啞

飲淡鹽水、服蜜梨膏、飲橘皮糖茶。

二、咽喉腫痛

常吃生梨能防治口舌生瘡和咽喉腫痛；用醋加同量的水漱口，可減輕痛苦；嫩絲瓜搗爛擠汁，用來漱口；咽喉疼痛時，可用一匙醬油漱口，漱1分鐘左右吐出，連續3～4次，有不錯的療效。

三、口舌生瘡

切幾片生薑入口咀嚼，可使水泡慢慢消除；臨睡前洗好臉，擠點眼藥膏塗在口唇疼痛處，翌日疼痛就會減輕，多用幾天，可使疼痛消失。

四、鼻塞

如左鼻孔不通，可採用俯臥位或右側臥位，右手撐住右後頸，掌根靠近耳垂，托起頭部，面向右側，肘關節向右上方伸展，伸得越遠越好。由於經絡的舒

展作用，少則十幾秒，多則幾十秒，即可使鼻孔通氣。
如右側鼻塞，可以相反動作治之。兩側同時鼻塞，可
先後輪換動作治療。

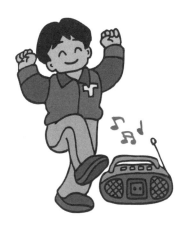

趕走春睏有妙招

俗話說，春睏秋乏，可見春睏是一種正常現象，因為人體的生理機能隨著春暖發生變化，皮膚毛細血管舒張使血量供應增多，而大腦所供給的血和氧則相對減少，從而影響大腦的興奮性，產生了睏倦疲乏的感覺，這就是春睏。那麼，有什麼辦法趕走春睏嗎？下面的辦法能就讓你遠離春睏煩擾。

1. 用具有芳香氣味的牙膏刷牙漱口，並用冷水洗臉，提高身體神經系統的興奮度，從而達到消解春睏的目的。

2. 到室外，舉目眺望。也可在室內添置一些色彩豔麗的飾物和花草，給人以賞心悅目之感，有利於消除春睏。

3. 聞聞綠油精、清涼油、花露水可驅除睏意，振作精神。在居室放一些有芳香味的時令花草，對消除睏意也有益處。

4. 聽些音樂或者欣賞一些相聲、小品、笑話及喜劇影視，以驅除困意。

5. 活動活動肢體，可舒筋活血，使大腦興奮起來。

除此之外，要克服春睏，還要養成比較有規律的生活習慣，對冬日裡養成的生活習慣作適當調整，使身體逐漸適應春季氣溫上升的氣候。春睏還與人體蛋白質缺少、身體處於偏酸環境和維生素攝入不足有關，因此春天飲食應注意增加蛋白質的攝入，適當增加魚類、雞蛋、牛奶、豆製品等食物，多吃蔬菜水果。

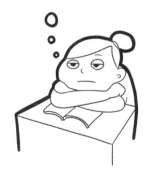

火鍋＋飲料＝健康

　　冬季人們愛吃火鍋，但專家提醒，食用火鍋不當
會引發咽喉腫痛、口腔潰瘍、腹脹腹瀉、消化道出血
等疾病。為了保持身體健康，吃火鍋應該注意以下幾
點：一是不要燙吃，這樣很容易燙傷口腔、舌部、食
道及胃的黏膜；二是不宜急吃，一些人吃火鍋喜歡涮
一下就吃，這樣很容易給潛藏在食物中的細菌、寄生
蟲卵死裡逃生的機會；三是調味料不能太濃，調味料
辛辣易導致胃腸不適、心跳加速、血壓升高。

　　吃火鍋葷素搭配要得當，涮火鍋的順序也很有講
究，最好在吃之前喝半杯新鮮的飲料，接著吃蔬菜，
然後再吃肉。這樣可以合理利用食物的營養，減輕胃
腸負擔，達到健康飲食的目的。

　　以下幾種飲料都是吃火鍋時可以選擇的：

一、果汁飲料

　　含有豐富的有機酸，可刺激胃腸分泌、助消化，
還可使小腸上部呈酸性，有助於鈣、磷的吸收。但控
制體重的人和老年人、血糖高者要注意選用低糖飲料。

二、碳酸飲料

雖然它們除糖分外，含其他營養成分很少，但其中的二氧化碳可以助消化，並能促進體內熱氣排出，產生清涼爽快的感覺，補充水分的效果也較好。

三、蔬菜汁、乳品和植物蛋白飲料

如優酪乳、杏仁露、椰汁、涼茶等，適合有慢性病的人和老年人飲用。

另外，在吃火鍋時，最好喝點白酒或葡萄酒，可以達到殺菌、去膻的作用。

生活一點通：

不要把吃剩的菜和湯放在火鍋中過夜，因為過夜的菜和湯含有過多的銅氧化物，吃後容易引起中毒，輕者頭暈、噁心，重者會對心、肝、腎造成損害。

上班族飲食妙方

上班族工作壓力較大，就更要注重自己的飲食。下面的七個小妙方可以使你的飲食做適當改善。

一、少量飲食定時「充電」

每隔2～3小時就少量進食一杯脫脂奶或營養麥片，幾片麵包或若干塊餅乾。

二、最佳中式、西式早餐

最佳西式早餐——牛奶+麵包+水果（或複合維生素）。

最佳中式早餐——豆漿+水煮蛋+包子。

三、商務餐儘量遠離不潔的海鮮

根據檢測，海鮮中存在寄生蟲和細菌的機率很高，加上飯店、餐館過於追求味道的鮮美，烹煮時往往不夠充分，當人們津津樂道品嘗其鮮美時，也許已將病從口入。

四、防晚餐綜合症

若晚餐時間較晚，一則此時人體吸收能力增強，容易發胖；二則破壞了人體正常的生物鐘，容易導致

失眠，經常這樣，還容易誘發神經衰弱症。

五、吃水果要小心

白領一族費心勞神，工作壓力大，精神長期處於緊張狀態，容易患消化道潰瘍病，應少吃檸檬、楊梅、李子、山楂、西瓜等酸性或涼性的水果。

六、飲酒的取捨

每天飲用20～30毫升紅葡萄酒，可以使心臟病的發病率降低75％。而飲啤酒過量會加速心肌衰老，使血液內尿酸含量增加，一旦尿酸不能及時排出體外，就將使人產生痛風或形成痛風石。

七、電腦族吃什麼

每星期吃3次胡蘿蔔，即可保持體內維生素A的正常含量。整天待在辦公室裡日曬機會少，容易缺乏維生素D而患骨質疏鬆症，需要多吃海魚、動物肝臟、蛋黃等富含維生素D的食物。

防電腦輻射的方法

電腦已經成為我們生活中不可缺少的一部分，電腦輻射也因此而無孔不入，危害人體健康。我們應該熟知一些防止電腦輻射的知識，儘量減少輻射對身體的傷害。

1. 在電腦旁放上幾盆仙人掌可以有效的吸收輻射。

2. 每天上午喝2～3杯綠茶，吃一個橘子。茶葉中豐富的維生素A被人體吸收後，能迅速轉化為維生素A。維生素A不但能合成視紫紅質，還能使眼睛在暗光下看東西看得更清楚，因此，綠茶不但能消除電腦輻射的危害，還能保護和提高視力。菊花茶同樣也能達到抵抗電腦輻射和調節身體功能的作用，螺旋藻、沙棘油也具有抗輻射的作用。

3. 使用電腦前先做好護膚隔離，如使用珍珠膜，獨特的「南珠翠膜」在肌膚上形成一層 0.001 公分珍珠膜，可以有效防止環境污染的侵害和輻射。使用完電腦後，要及時用清水洗臉，這樣可使所

受輻射減輕 70％以上！

4. 最好在螢幕上安裝一塊電腦專用濾色板以減輕輻射的危害，另外，室內不要放置閒雜金屬物品，以免形成電磁波的再次發射。使用電腦時，要調整好螢幕的亮度，一般來說，螢幕亮度越大，電磁輻射越強，反之越小。不過，也不能調得太暗，以免因亮度太小而影響效果，且易造成視覺疲勞。以能看清楚字為準，距離電腦至少 50～75 公分，這樣可以減少電磁輻射的傷害。

5. 應盡可能購買新款的電腦，因為舊電腦的輻射一般較厲害，在同距離、同類機型的條件下，能達到新電腦的 1～2 倍。

6. 擺放電腦時，儘量別讓螢幕的背面朝著有人的地方，因為電腦輻射最強的是背面，其次為左右兩側，螢幕的正面反而輻射最弱。

7. 科學研究證實，電腦的螢幕能產生一種叫溴化二苯並呋喃的致癌物質。所以，放置電腦的房間最好能安裝換氣扇，倘若沒有，就要注意通風。

8. 注意多吃一些胡蘿蔔、豆芽、番茄、瘦肉、動物肝等富含維生素 A、維生素 C 和蛋白質的食物，經常喝些綠茶等等。

9. 在電腦桌上放幾根香蕉，香蕉中的鉀可幫助人體
排出多餘的鹽分，讓身體達到鉀鈉平衡，緩解眼
睛的不適症狀。此外，香蕉中含有大量的β—胡蘿
蔔素，多吃香蕉可減輕眼睛乾澀的症狀，還可在
一定程度上緩解眼睛疲勞，避免眼睛過早衰老。

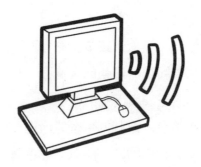

減少手機輻射的小招數

1. 在手機撥通連線（振鈴或撥出）時，最好先將手機遠離頭部，以避免手機以較大功率發射時對頭部產生輻射。

2. 手機顯示信號越弱的時候說明手機距離基站越遠，此時手機的發射功率就會變大，這時應儘量縮短使用手機的時間。

3. 由於輻射能量所產生的熱效應是一個積累過程，因此應儘量減少每次使用手機的時間，以及每天使用手機的次數。在必須要較長時間通話時，應左右耳交替使用。

4. 建議經常使用手機及長時間通話者，在通話時使用耳機，因為手機對頭部的輻射主要是近場輻射。當手機遠離頭部30公分以上時，將會大大減少對頭部的輻射。

生活一點通：

　　由於手機只要處於待機狀態就會產生輻射，而且輻射對人的各個器官造成的危害也不同，所以手機不用時最好放在包裡，千萬不要放在胸前的口袋裡或掛在胸前。

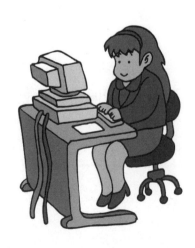

防輻射，看飲食

電腦族為了防輻射，要注意合理的膳食、營養結構。以下是專家提出的飲食建議：

1. 多吃高蛋白的食物，如瘦豬肉、牛肉、羊肉、魚及豆製品。

2. 多吃含維生素高的食物，如韭菜、菠菜、青蒜、金針菇、番茄、小黃瓜及水果等。

3. 多吃含磷脂高的食物，如蛋黃、蝦、核桃、花生、銀魚等。

對抗眼睛疲勞五妙招

長期用眼過度對眼睛造成的危害是非常嚴重的，因此，長期用眼過度的人應該熟知一些對抗眼疲勞的小妙招。

一、眼珠運動

頭向上下左右扭轉時，眼珠也跟著一起移動。

二、眨眼

頭向後仰並不停的眨眼，使血液暢通。眼睛輕微疲勞時，只要做2～3次眨眼運動即可。

三、熱冷敷交替法

將一條毛巾浸入比洗澡水還要熱一點的熱水，將另一條毛巾浸入加了冰塊的冷水，先把熱毛巾放在眼睛上約5分鐘，然後再放冷毛巾5分鐘。

四、眼睛體操

中指指向眼窩和鼻樑間，手掌蓋臉來回摩擦5分鐘。然後脖子左右慢慢移動，接著閉上雙眼，握拳輕敲後頸部10下。

五、看遠看近

看遠方3分鐘，再看手掌1～2分鐘，然後再看遠方。這樣遠近交換幾次，可以有效消除眼睛疲勞。

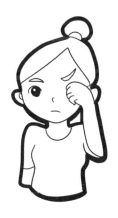

蒸氣敷眼解眼疾

在生活中，經常用電腦的人會產生不同程度的用眼疲勞、眼痛。很多人採用滴眼藥水的方法來緩解眼部不適，這裡介紹一種緩解眼部不適的簡單方法。

首先在一個較大的杯子裡盛滿滾燙的開水，然後拿一條毛巾，罩在杯口，等毛巾變熱後放在眼睛上敷5分鐘，利用毛巾產生的熱氣可以緩解眼睛的疼痛。

生活一點通：

在電腦前長時間工作，眨眼頻率明顯減少，乾眼症狀就會產生，眨眼能產生淚液有助於濕潤眼睛，因此用電腦時一定要多眨眼。

簡單方法防治針眼

　　針眼不是什麼大病，但足以讓人感覺不適，用一個簡單的方法把它治好吧！

　　當感覺眼瞼發癢、出現紅腫或疼痛時，用酒精棉球擦眼睫毛。擦時要雙眼緊閉，用酒精棉球在眼睫毛根處來回輕輕擦幾下。擦後雙眼會感到發熱，注意發熱時不要睜眼，否則酒精會滲透到眼裡使眼睛疼痛，待熱勁過後再睜眼。這樣擦2～3次就可消腫。

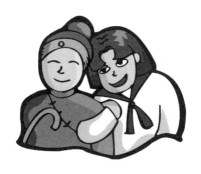

小招數：工作健身兩不誤

繁忙的工作是否讓你疲憊不堪，沒有時間健身？沒關係，看看下面的小招數，工作的時候依然可以健身。

一、臉部運動

工作間隙，將嘴巴最大限度的一張一合，帶動臉上全部肌肉以至頭皮，進行有節奏的運動。每次張合持續50次約1分鐘，臉部運動可以加速血液循環，延緩局部各種組織器官的「老化」，使頭腦清醒。

二、伸懶腰

可加速血液循環，舒展全身肌肉，消除腰肌過度緊張，糾正脊柱過度向前彎曲，保持健美體形。

三、揉腹

用右手按順時針方向繞臍揉腹36周，再逆時針方向繞臍揉腹36周，對防止便祕、消化不良等症狀有較好的效果。

四、提肛

提肛運動，像忍大便一樣，將肛門向上提，然後

放鬆，反覆進行。站、坐、行均可進行，每次做提肛運動50次左右，持續5～10分鐘即可。提肛運動可以促進局部血液循環，預防痔瘡等肛周疾病。

五、軀幹運動

左右側身彎腰，扭動肩背部，並用拳輕捶後腰各20次左右，可緩解腰背佝僂、腰肌勞損等病症。

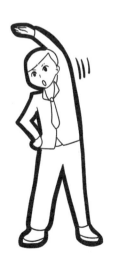

辦公族巧做保健操

　　每天坐在椅子上對著電腦，辦公族很少有時間健身，那就做做下面的保健操吧，只需要幾分鐘的時間，它會對你的健康有不小的改善呢！

1. 練眼，雙眼遠眺窗外的景觀，眼睛用力向下眨，可舒緩眼睛晶狀體的疲勞。

2. 轉頸，脖子先順時針轉動，再逆時針轉動，可放鬆頸部緊張神經。

3. 雙手捂住耳朵，手指彈腦袋10～20次，可促進大腦血液循環。

4. 扯耳朵，右手經過後腦勺，往下扯動左耳垂；隨後，左手經過後腦勺，往下扯動右耳垂，每次做10～20次。

5. 肩周的最疼點，可採用壓抓揉的手法，可緩解疼痛。

6. 「搓臉」，雙手相互搓熱後，搓臉，使臉部發熱，可達到活血的效果。

7. 雙臂舉過頭，扶住牆壁向下壓，可拉伸、牽引勞

累的肌肉。

8. 「腹式深呼吸」，平時我們採用的胸部呼吸，可
採用腹部深呼吸，一舒一張。

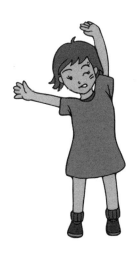

電腦族健身小動作

你知道嗎？長期使用鍵盤可能會導致腕隧道症候群，導致手腕神經患病並引起疼痛和水腫。下面的小方法能讓你減少患這些疾病的機率。

一、活動手腕

(1)屈前臂，伸前臂。

(2)順時針、逆時針旋轉手腕。

(3)同時伸縮5個手指。

(4)打開手掌，一次用力合上一根手指。

每隻手分別重複以上四個動作10～15次，每天2～3遍。

二、活動頸部

(1)向前聳肩，然後回復。

(2)向上聳肩，然後回復。

(3)順時針、逆時針旋轉頸部。

(4)向右、向左轉頭。

(5)向前伸下巴。

(6)還可以做一些強化練習，例如平舉雙臂至胸前、

兩側，旋轉胳膊，以上兩種活動每次重複10～15次，
每日2～3次。

三、下腰訓練

(1)身體上身緊靠坐椅後背。

(2)伸直腿，然後彎曲。用雙手將膝蓋拉至胸前，
持續30秒，然後回復，兩腿輪流做。

(3)平舉雙臂與肩齊，身體儘量向下彎曲，然後回
復（站著實施）。

(4)向前舉起雙臂，身體向下彎曲。

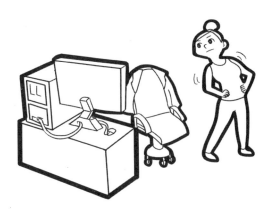

強力按摩利排毒

早晨用絲瓜筋手套對肌膚進行乾按摩是促進身體排毒的真正妙方。按摩可加速血液淋巴循環，進而使體內廢物易於被沖洗出去。通常可採用圈狀按摩手法，自下而上的對全身進行按摩，注意按摩方向為肢體末端向心臟方向。

若想增加按摩的效果，在按摩結束後，再用一條預先在添加了蘋果酸（比例為1湯匙蘋果酸，3升水）的熱水中浸泡過並擰乾水的毛巾來搓擦肌膚。經濟條件許可的話每週再用海藻泥濕敷身體一次，這樣不僅能清潔堵塞的毛孔，促進肌膚順利排酸，還能緊實肌膚。

巧吃食物可排毒

吃對了食物，對排毒也是很有利的。看看下面的排毒食物：

地瓜

地瓜所含的纖維質鬆軟易消化，可促進腸胃蠕動，有助排便，作用最明顯的是烤地瓜。

燕麥

燕麥能滑腸通便，促使糞便體積變大、水分增加，配合纖維促進腸胃蠕動，達到通便排毒的作用。

魔芋

又名「鬼芋」，在中醫上稱為「蛇六谷」，是有名的「胃腸清道夫」、「血液淨化劑」，能清除腸壁上的廢物。

黑木耳

黑木耳可清潔血液，還可以有效的清除體內的污染物質。

豬血

豬血中的血漿蛋白被消化液中的酶分解後，產生

一種解毒和潤腸的物質，能與侵入人體的粉塵和金屬微粒反應，轉化為人體不易吸收的物質，直接排出體外，有除塵、清腸、通便的作用。

蘋果

蘋果中的半乳糖醛酸有助於排毒，果膠則能避免食物在腸道內腐化。

草莓

含有多種有機酸、果膠和礦物質，能清潔腸胃，強固肝臟。

小米

小米不含麩質，不會刺激腸道壁，是屬於比較溫和的纖維質，容易被人體消化。

糙米

糙米就是全米，保留米糠，含豐富的纖維，具吸水、吸脂作用及相當的飽足感，能整腸利便，有助於排毒。

紅豆

紅豆可增加腸胃蠕動，減少便祕，促進排尿。

胡蘿蔔

胡蘿蔔富含β—胡蘿蔔素，可中和毒素。新鮮的胡蘿蔔排毒效果比較好，因為它能清熱解毒，潤腸通便。

山藥

山藥可整頓消化系統，減少皮下脂肪沉積，避免肥胖，且增強免疫功能，生食排毒效果最好。

蓮藕

蓮藕的利尿作用，能促進體內廢物快速排出，藉此淨化血液。

白蘿蔔

白蘿蔔有很好的利尿效果，所含的纖維素也可促進排便，利於減肥。

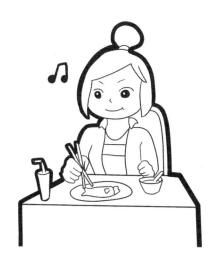

看皺紋，知病變

皺紋是人成長、衰老的標記。醫學專家研究指出，不同的皺紋能反映出不同的健康狀況。你不妨仔細觀察一下自己的皺紋。

1. 眼袋嚴重，需要補腎。

2. 上眼皮皺紋密，是心臟不好的徵兆。

3. 面頰出現斜紋，查查有無高血壓。

4. 額頭出現短的橫紋，是神經衰弱、抑鬱、焦躁的反映。

5. 在樂觀者的眼睛周圍會出現弧形「笑紋」，這種皺紋是身體內結締組織薄弱和聽力可能下降的跡象，這樣的人可能有痔瘡。

6. 鼻樑上的前額有皺紋，說明這個人大概從事的是常常需要冥思苦想的腦力勞動，有這種皺紋的人容易犯偏頭疼。

7. 如果右臉比左臉的皺紋深，大概是肝臟不好。

8. 如果前額上的皺紋不連貫，呈波浪狀，這樣的人很快會出現心緒不寧的情況，精神上可能有痛

苦，可能患抑鬱症。

9. 如果一個人緊挨著鼻樑的前額上出現明顯的十字形連續皺紋，我們面對的就是一個很厲害的人，這樣的人很少生病。

10. 眼睛下面出現半月形皺紋，是腎、膀胱和心臟有病的徵兆。

11. 鼻樑上出現許多十字形皺紋，不排除脊柱或腎臟有嚴重病變的可能性，有這種皺紋的人脊柱通常會變形。

12. 頸部側面有低而短的斜線皺紋，說明這個人胃部有毛病。

13. 嘴角有小皺紋是傲慢和有胃病的特徵。

14. 嘴上面、鼻子下面有皺紋，說明這個人可能墨守成規，對人不太友好，這是激素活動弱的跡象。

15. 如果從鼻子到唇邊出現的長皺紋呈斜線，心臟可能不好。

16. 如果顴骨上出現鐮刀形皺紋，腳上可能有病。

17. 下巴下面有「貓爪形」皺紋，說明皮下脂肪層被破壞。

18. 如果下巴和下唇之間出現皺紋，可能有痔瘡。

19. 眼角魚尾紋密，是聽力下降、偏頭痛的表現。

20. 眉間紋是鼻竇不太好的徵兆。

21. 鼻樑出現皺紋，膀胱和腎有病。

22. 有嘴角紋，下巴有深紋，需查查腸胃。

23. 頸部皺紋深，查查頸椎。

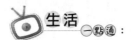 **生活** 一點通：

　　預防皮膚病切忌與他人共用毛巾或浴巾。使用清潔劑、顏料、礦物油及其他化學物品時，應戴上手套，即使戴了手套，工作完後，也應把雙手洗乾淨。

看嘴唇知健康

健康者的嘴唇紅潤且有光澤，而患病者的嘴唇則會出現各種異常的顏色。

上唇顏色發焦或醋紅：

為大腸病變，並伴有肩膀僵硬感、口臭口疹、喉嚨不暢、耳鼻不通等症狀。

上唇蒼白泛青：

為大腸虛寒，泄瀉、脹氣、腹絞痛、不寒而慄、冷熱交加等症狀間或出現。

下唇絳紅色：

為胃熱，並見胃痛、肢體重滯、噎呃、腹脹等症。

下唇蒼白：

為胃虛寒，會出現上吐下瀉、胃部發冷、胃抽痛等症狀。

唇內黃色：

有肝炎跡象，若黯淡，肝膽一定不佳。

唇色火紅如赤：

發燒，心火旺，呼吸道有炎症。

唇色黯黑而濁：

消化系統功能失調，時見便祕、腹瀉、頭痛、失眠、食欲不振等。

唇色泛白：

為血虛的特徵，血液循環弱，冬天四肢冰冷發紫，若營養失調，起居不良，容易導致貧血。

雙唇變黃而燥：

脾臟分泌工作有礙，削弱免疫系統的抵抗力及輔助造血功能，很容易受感染。

唇青紫：

現代醫學稱為「紫紺」，這是身體缺氧或藥物中毒的徵象。常伴有面色暗紅或淡青，胸悶不舒或時有刺痛，心慌氣短，舌有淤斑、淤點等症狀。

唇皸裂：

是指口唇出現裂隙或裂溝，古稱「唇裂腫」、「唇燥裂」，是核黃素（維生素B2）缺乏或脾胃熱盛、反陰火旺的徵象。

生活 一點通：

如果新生兒的嘴唇出現紫紺，則為先天性心臟病，應及早治療。

察膚色，辨疾病

皮膚的顏色與毛細血管的分佈、色素的多少、皮下脂肪的厚薄密切相關。一般正常黃種人，皮膚是紅潤的，但某些疾病可以改變皮膚的顏色。所以，有時可以從皮膚的顏色診斷疾病。

一、蒼白

貧血者往往有不同程度的皮膚黏膜蒼白。寒冷、驚恐、休克或主動脈瓣關閉不全等，會導致末梢毛細血管痙攣或充盈不足，引起皮膚蒼白。雷諾氏病、血栓閉塞性靜脈炎等疾病因肢體動脈痙攣或阻塞，也會表現為肢端蒼白。

二、發紅

在生理情況下見於運動、飲酒時；疾病情況下見於發熱性疾病，如大葉性肺炎、肺結核、猩紅熱等。

三、櫻桃紅色

十有八九是煤氣或氰化物中毒。煤氣中毒的病人，其血紅蛋白與一氧化碳結合成碳氧血紅蛋白，失去攜氧能力，造成身體缺氧。當碳氧血紅蛋白達到30％～40

%時，病人的皮膚就會呈櫻桃紅色。

四、暗紫

皮膚出現暗紫的情況常見於重度肺氣腫、肺源性心臟病、發紺型先天性心臟病等。

五、棕色或紫黑色

多半為亞硝酸鹽中毒，蔬菜中的小白菜、青菜、菠菜、韭菜及醃製的鹹菜等，均含有較多的硝酸鹽，大量食用後，腸道細菌能將硝酸鹽還原為亞硝酸鹽，亞硝酸鹽是氧化劑，能奪取血液中的氧氣，使血紅蛋白失去攜氧能力，從而造成組織缺氧，使低鐵血紅蛋白變成高鐵血紅蛋白，血液就變為棕色或紫黑色，患者的皮膚黏膜表現為紫紺。

六、黃染

過多食用胡蘿蔔、南瓜、橘子汁等食品、飲料，可使血中胡蘿蔔素含量增多，當其超過2500毫公克/升時，可導致皮膚黃染。長期服用帶有黃色素的藥物如阿的平、呋喃類藥物時，亦可導致皮膚黃染。

正確區別皮膚黃染的程度及發生的部位。可以鑒別是否患有疾病及疾病的嚴重程度：胡蘿蔔素含量過多，皮膚黃染發生在手掌、足底、前額及鼻部皮膚，一般不發生於口腔黏膜。溶血性黃疸患者的皮膚常呈

檸檬色。黃綠色或褐綠色常為持久的肝內膽汁淤積、肝內或肝外膽道梗阻所致。橙黃色常見於重症肝炎。皮膚黃染進行性加深多為胰臟癌、膽道系統癌或原發性肝癌。

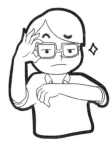

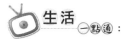**生活**一點通：

　　要使臉色紅潤有光澤，平時應多吃一些紅棗、木耳等補血食物。或者做一個木耳紅棗湯，喝湯時不要吃海鮮，否則容易腹痛，另外，紅棗每次食用量不要超過10顆。

由足色看健康隱患

正常的腳掌色為白裡透紅，潤澤。如果足部皮膚的色澤出現變化，那就可能反映了不同的疾病。

1. 腳掌呈赤色為多血質體質，發燒時也可出現。

2. 腳掌發黑多見於靜脈炎。腳掌色黑，起初多為足趾發黑，即足趾皮膚或深及肌肉發黑的症狀。輕則為深紅色，重則紫黑色，破後成潰瘍，乾者無滲水，濕者滲出汗血水，疼痛劇烈，奇臭難聞。

3. 腳掌顏色發青多是氣滯、淤血或外傷、靜脈曲張所致。

4. 腳掌發黃常見於肝炎、濕熱等疾病。

5. 腳掌蒼白多見於肺虛的病人。

生活一點通：

　　患者在接受足反射療法治療之後，如足部骨骼構造改變，足部皮膚出現病變以及發現有黑色素瘤等，應請醫生醫治。

從髮色瞭解身體

中國人的頭髮多為黑色或黑褐色，頭髮黑而有光澤，是人體健康的標誌，但如果頭髮顏色異常，則可能是身體某些部分發生病變了。

一、黑髮

黑髮是中國人特有的頭髮顏色，但頭髮過分黑也是不正常現象。如頭髮過於黑，或一直都不太黑，而突然變成漆黑，就有罹癌症的可能。

二、白髮

中老年人頭髮斑白或全白，是血衰和腎虧的表現，但屬於正常的生理衰老現象，並不是病態。但如果頭髮在短時間內大量變白，且面紅口苦，煩躁易怒，則為肝病的表現。年輕人頭髮早白，可能是由動脈粥樣硬化、結核病、貧血、胃腸病等疾病引起的。

三、黃髮

久病體虛或營養不良均會引起頭髮發黃、稀疏乾枯，這是精血不足、不健康的表現。

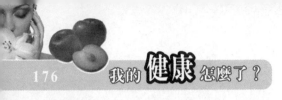

四、紅髮

有一些中國人頭髮略呈棕紅色，這屬正常現象。但頭髮如果由黑色變成紅色或紅褐色，可能是由鉛、砷中毒引起。

所以，一旦發現自己頭髮顏色異常時，就應注意觀察並結合身體的其他徵象，進行必要的相關檢查，從而儘早瞭解自己的身體狀況，採取必要的預防與治療措施。

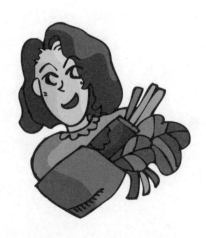

用腳跟走路可延壽

中醫學認為，人衰老的主要原因之一是腎氣虛衰，用腳後跟走路，可刺激腎經穴位，達到腎氣盛而延壽的效果。

具體練習如下：

一、前進和倒走法

身體自然直立，頭端正，下頜內收，目平視，上體稍前傾，臀部微翹，兩肢成平夾角90度外展，兩腳腳尖翹起，直膝，依次左右腳向前邁進，或依次左右腳向後倒走，兩臂自由隨之擺動，呼吸自然。

二、前進後退法

即進三退二。向前走三步，後退二步，也可左右走，或前後左右走。

解除難言之隱的小妙招

　　男子想增強自己的性功能可用冷熱水交替洗浴，這是一種古老的增強男子性功能的訓練方法。使用冷熱水交替洗浴時，最好維持一定的室內溫度，防止感冒，在浴缸內充分溫熱之後再出浴缸，給陰部施加冷水，待3分鐘左右，陰莖、陰囊收縮之後再入浴缸。如此反覆3～5次後即可結束，若能每日持續做「交替浴」，可使中年以後的男性精力充沛、性功能增強、減輕疲勞感。

巧吃食物可「助性」

性是人類永遠無法回避的話題，是一種自然的需求和愛的表達，所以我們對性不必諱莫如深，坦然面對就好，另外，日常生活中，吃對了食物可以達到「助性」的作用，看一下吧！

一、麥芽油

麥芽油能預防性功能衰退，防止流產和早產；防止男女兩性的不育不孕症；增強心臟功能和男性的性能力等。所以，我們在日常生活中就應該常食這些含麥芽油豐富的食物，如小麥、玉米、小米等。

二、種仁

激起性欲、引發性衝動，是種仁的功效之一。那麼，哪些種仁對性最有益呢？答案是：全小麥、玉米、芝麻、葵花子、南瓜子、核桃仁、花生、杏仁等。

三、海藻類

甲狀腺活力過低會減少性生活的活力、降低性欲，而海藻中含有豐富的碘、鉀、鈉等礦物元素，正是保障甲狀腺活力的重要物質。海藻類的食物包括海帶、

紫菜、裙帶菜等。

四、大蔥

研究表明，蔥中的酶及各種維生素可以確保人體激素分泌正常，從而壯陽補陰。

五、雞蛋

雞蛋是性愛後恢復元氣最好的「還原劑」。雞蛋富含優質蛋白，它是性愛必不可少的一種營養物質。它可以增強元氣、消除性交後的疲勞感，並能提高男性精子品質，增強精子活力。

六、香蕉

因為香蕉中含有豐富的蟾蜍色胺——一種能作用於大腦使其產生快感、自信和增強性欲的化學物質。

7. 蜂蜜

蜂蜜中含有生殖腺內分泌素，具有明顯的活躍性腺的生物活性。因體弱、年高而性功能有所減退者，可持續服用蜂蜜製品。

此外，能增強性功能的食品還有很多，如蝦、桑葚、海參、牡蠣、甲魚、鵪鶉、銀耳等，經常食用，可防止性功能早衰。

增強性功能多走貓步

T型臺步，俗稱「貓步」，其特點是雙腳腳掌呈「1」字形走在一條線上，形成一定幅度的扭胯，對會陰部達到擠壓和按摩作用，十分有益於塑身。因此，把T型臺步稱為「健美步」一點也不為過。

中醫科學認為，人體會陰部有個會陰穴，男子位於陰囊與肛門之間，女子位於陰唇與肛門之間。會陰穴屬任脈，是任、督二脈的交匯之點。按壓此穴不僅有利於泌尿系統的保健，而且有利於整個身體的祛病強身。

女性生孩子以後，陰道肌肉變得鬆弛，40歲以後，則更缺乏彈性。但如果經常走T型臺步，可使陰部肌肉保持張力，有利於提高性生活的品質。男性走T型臺步，不斷按摩陰囊，亦有利於補腎填精。所以，無論男女，經常走T型臺步，還可緩解緊張情緒，感受時代氣息，有利於心理健康。

另外，慢跑和步行也能讓你「性」致勃勃起來。人體全身有近500塊肌肉，2/3集中在下半身，肌肉的

活力會隨年齡增長日漸衰退，握力、臂力、背力等上半身肌力到了60多歲仍可有20多歲時的七成左右，但下半身的腿力卻只剩下約四成。因此，訓練時要把重點放在下半身，於是慢跑和步行就顯得格外重要了。

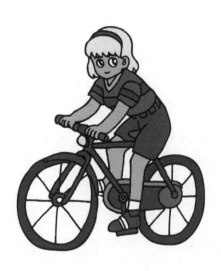

「吃錯藥」怎麼辦

　　不少家庭都備有一些常用藥品來應急，但是萬一服錯藥該怎麼辦？

　　首先，要弄清楚到底吃了什麼藥，以及吃了多少。因為這是決定下一步該怎麼處理的關鍵。

　　如果誤服的是碘酒，可以讓病者喝些麵湯或米湯，使食物與碘發生化學反應降低毒性，然後再催吐和洗胃。

　　如果誤服的是腐蝕藥品，如苯酚、硝酸、氨水等，可讓病者先喝些雞蛋清、牛奶、豆漿或米湯，可中和毒物和保護胃黏膜，然後再催吐和洗胃。

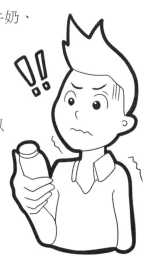

　　這些早期急救處理可以減輕藥物對身體的毒性作用，特別是誤服一些腐蝕性較大的藥品時作用更明顯。因為如果不做

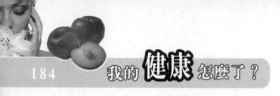

這些初步處理，單純等待送醫院時，藥品對胃腸道的腐蝕已經較厲害，日後便會因為時間的耽誤而導致局部形成疤痕。

　　當病者經過早期應急處理後，可立即送往醫院急救。此時應記著將病者吃錯藥的瓶子或藥帶上，以供醫生參考。

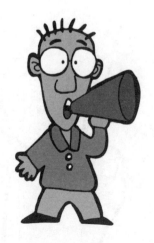

奇招治狐臭

　　狐臭令自己苦不堪言，也讓別人對你敬而遠之，如何趕走討厭的狐臭呢？看看下面的奇謀怪招。

1. 滑石 70 公克，冰片 5 公克，爐甘石 15 公克，密陀僧 15 公克，共研為細末，拌勻裝瓶密封備用。治療時，擦乾腋窩，隨即將藥粉搽上，每日 1 次。

2. 滑石 25 公克，三仙丹 2 公克，紫花地丁 1 公克，共研為細末，搽塗腋下，療效顯著。

3. 辣椒 3～5 個，洗淨切碎，在 100 毫升碘酒中浸泡 2 天。先將兩腋窩用溫開水洗淨，然後用棉球蘸上此溶液塗抹患處，每天 1～2 次，狐臭可除。

4. 洗浴後在浴盆中加入 500 毫升番茄汁，將兩腋在水中浸泡 15 分鐘，每週 2 次，可收到消除狐臭的理想效果。

5. 輕粉 7 公克，枯白礬 21 公克，共研為細末，混合拌勻，裝瓶備用。每逢出汗時，將藥粉搽塗腋窩，揉擦片刻，每日數次。不出汗時，每日早晚

各搽 1 次。20 天為 1 個療程，每個療程間隔 3
天，直到治癒為止。

6. 冰片 3 公克，濃度為 50 ％的酒精 20 毫升。將冰
片放酒精中密封，讓其自行溶解。先將腋窩用香
皂水洗淨、擦乾，用藥液塗搽腋部，每日 2 次，
10 天為 1 個療程。

另外，治療狐臭還要每天用肥皂水清洗幾次；戒
菸酒，少吃刺激性的食物；保持皮膚乾燥，保持腋窩、
乳房等部位的清潔；注意清潔，經常沐浴，勤換衣服；
保持心情開朗，不做劇烈運動。

食物療法降血壓

食物是可以降血壓的，那麼，哪些食物可以降血壓呢？下列食品可供你選用：

一、蘿蔔

蘿蔔含有多種維生素、糖類及鈣、磷、鐵等礦物質，具有清熱利尿、涼血止血的功效，是治療高血壓的佳品。

二、番茄

番茄營養非常豐富，不僅含有蛋白質、脂肪、多種維生素、多種微量元素，而且是治療高血壓、眩暈、血脂增高的常用食物。

三、芹菜

芹菜富含蛋白質、胡蘿蔔素和多種維生素、氨基酸以及鈣、磷等礦物質，其營養價值高，藥用價值大，具有降壓、降脂的功效。

四、西瓜

西瓜除了不含脂肪外，它的汁幾乎包括了人體所需要的各種營養成分。西瓜不僅是治療高熱傷津、暑

熱煩渴的妙品，而且是治療高血壓的佳品。

五、荸薺

荸薺含有澱粉、蛋白質、脂肪、鈣、磷、鐵、多種維生素。荸薺清脆可口，不僅是生吃熟炒的食品，也是治療高血壓的佳品。

六、大蒜

大蒜含糖、蛋白質、脂肪、維生素A、維生素B群、維生素C及多種微量元素，具有止咳平喘、通竅行水的功效，是治療高血壓的常用食物。

7. 葫蘆

葫蘆含有豐富的糖、維生素B群、維生素C、脂肪、蛋白質等，具有清熱、利尿、降壓的功效。

8. 木耳

木耳含糖、脂肪、蛋白質、維生素B群以及鈣、磷等微量元素，具有補益氣血、涼血止血、降脂降壓的作用。方法是取黑木耳10公克，洗淨以清水泡透，然後加冰糖清蒸1～2小時，每晚睡前常服，可治高血壓、動脈硬化。

生活 一點通：

　　高血壓患者應注意：及時監測血壓，遵醫囑服
用降壓藥物；節制飲食，控制體重；限制食鹽攝入
量；心情保持樂觀，注意勞逸結合；生活起居有規
律，經常做散步、慢跑、打太極拳等有氧運動。

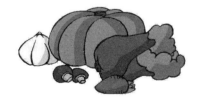

小妙招讓你輕鬆入睡

據調查，80％的都市成年人睡眠不健康，其中近四成正飽受失眠的折磨。其實，我們大可不必為失眠煩惱，只要掌握了下面幾個妙招就可以輕鬆克服失眠，讓自己睡得香、睡得好。

一、搓足催眠法

睡前用熱水洗腳，並用手從裡向外搓腳心100次左右，可促使儘快入睡。

二、快步催眠法

臨睡前快步行走15分鐘，可幫助睡眠，其效果不亞於助眠劑。

三、暗示催眠法

把自己的軀體想像成一個大氣球，有幾處正在向外漏氣。於是逐漸縮小，待氣漏完，也就安然入睡。以貓睡覺的樣子鬆懈的躺臥，放鬆肌肉，暗示自己已十分疲勞，再張嘴打幾個哈欠，睡意就會湧現。

四、眨眼催眠法

上床後取仰臥姿勢，眼睛盯著天花板，儘量往頭

後看，隨即反覆開閉眼瞼，直至眼皮酸累，形成眼肌疲勞狀態，眼睛就會自然閉合，安然入睡。長期持續，還可預防老年人眼瞼下垂。

五、按穴催眠法

睡前雙手握拳，伸直中指，從左右兩腿膝下的足三里穴向下按摩至上巨虛穴，約3寸左右距離，上下反覆按摩100次，即可安然入睡。

六、藥枕法

杭菊花、燈芯草各250公克做枕芯用，常用有效。

七、綠油精塗穴法

在心煩胸悶、頭昏腦漲不能入睡時，用綠油精塗擦太陽、風池兩穴。

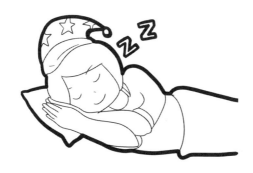

優質睡眠這樣維持

　　良好的睡眠品質是身體健康的關鍵，睡不著時，不妨做做下面的工作：

一、沐浴

　　睡前沐浴會使體溫自然升高，血液循環更加順暢，血行速度和水壓的促進，使全身的新陳代謝加快，讓每一寸肌膚得到完全的放鬆。

二、照鏡子

　　多照鏡子，對著鏡子反覆作出自己認為最美好的表情，然後在歡樂的心境中入睡。

三、聽音樂喝牛奶

　　利用睡前的時間，聆聽音樂，使自己沉浸於音樂所營造的寧靜、柔美的意境，讓精神及肌膚都得到音樂的撫慰，這有利於增加肌膚對保養品的吸收能力。在晨間，皮膚經過整夜充足的睡眠剛甦醒，放一曲古箏、竹笛的音樂，再配合按摩保養動作，可以活化肌膚細胞、讓頭腦清醒。

　　睡前喝一杯熱牛奶，豐富的鈣質和色胺酸可以放

鬆肌肉。牛奶中含有兩種催眠物質，這兩種物質可以和中樞神經或末梢鴉片肽受體結合，使全身產生舒適感，有利於入睡和解除疲勞。神經衰弱者的催眠作用尤為明顯。

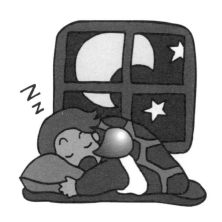

兩招搞定落枕

早晨起床後發現脖子僵硬疼痛，不能轉動，這多半是由於睡覺姿勢不對造成的。太軟的枕頭和床墊會造成頸背部肌肉持續緊張，刺激神經而產生疼痛，治療的關鍵在於肌肉的徹底放鬆。

緩解方案：

1. 淋浴 5 分鐘，要使熱水直接落在頸部和背部，可以促進血液循環，緩解肌肉緊張，減輕疼痛。

2. 將下巴頂在前胸，持續一會兒，然後頭向後仰，眼向上看，再持續一會兒，頭再向前伸，最後向兩邊輕輕轉動脖子數次，這套動作對輕微的落枕很有效。

生活一點通：

睡久了過軟的床墊會使人的體形畸變，如彎腰駝背等。嬰幼兒及青少年尤其不宜睡過軟的床墊。

床墊的硬度，從保健角度看，以在木板床上鋪兩床棉絮的軟硬度為宜，冬季可稍加一些墊褥。

身邊沒藥的應急方法

　　自己在感覺身體不舒服，手頭又沒有藥的情況下該怎麼辦？這裡介紹幾種身邊沒藥時的應急方法。

一、腸胃不消化

　　如果家裡沒有活性炭，就喝個生雞蛋吧！因為生雞蛋是很好的吸收劑。薄荷是天然的解痙劑，薄荷口香糖或者薄荷水果糖都會減輕不適感。

二、體溫升高

　　在膝蓋下面放一瓶冷水；用食用醋擦脖子和肩膀；吃2～3個柳丁或者1個苦柚子，因為適量的維生素C可以降溫。

三、腎或肝突然發病

　　要想清洗一下腎臟，可以喝兩杯溫開水，並用圍巾纏在腰上。如果肝不舒服，就喝點兒茴香湯，把熱水袋放在肝部也可緩解疼痛。

四、頭痛欲裂

　　如果手邊有檸檬，可以在太陽穴處抹上幾滴檸檬汁。因為檸檬酸可以擴張血管，痙攣就會隨之消失，

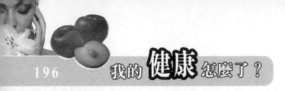

然後再好好按摩一下的頸椎骨。

五、嗓子疼

如果扁桃體發炎，煮個雞蛋（注意不要剝殼），用毛巾纏上放在患處敷10分鐘；一杯熱水加一茶匙鹽和10滴碘酒，碘酒也可以用白酒代替。

六、血壓下降，頭暈

這時不要躺下，也不要閉眼睛，應當坐下按摩太陽穴。也可以喝中等濃度的熱咖啡或者濃甜紅茶，如果再加上薄荷就更好了。

七、重傷風

將等量的洋蔥汁和涼開水混合，隔一小時滴鼻3次；蘆薈汁也很有效，可以把蘆薈汁直接滴入鼻中。

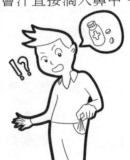

生活一點通：

如果你牙痛，可以把切開的蒜瓣放在痛牙上。在緊急情況下也可以把浸過血管舒張劑的藥棉放在痛牙處。

扎了刺別急著拔

日常生活中，扎刺的事情很常見，此時，不要急於拔出，稍不留神，容易將露在外面的一截刺弄斷，反而會使它越陷越深。其實，只要掌握較合適的方法，就能順利地將刺拔出。

竹、木類刺，如衛生筷、牙籤等，扎入肉中，可用微火燒縫衣針，待冷卻後，輕輕的挑開刺周圍小面積的表皮組織，再用鑷子夾住刺頭迅速拔出，最後擦上優碘即可消炎止痛。

當竹、木類刺刺進肉裡較深時，可先在有刺處滴幾滴芝麻油，過一段時間，刺會突出，再用鑷子拔出。

如果魚刺扎進肉中，可用棉花蘸上陳醋敷。幾分鐘，魚刺就容易軟化，就可輕拔地將刺拔出。

如果仙人掌刺扎進肉中，可用膠布貼敷，用吹風機吹一會兒，然後快速揭去膠布，刺可去除。

如果刺扎進指甲縫，將甘草用水浸泡變軟，然後貼敷在被刺部，刺自然冒起，再用鑷子夾出。

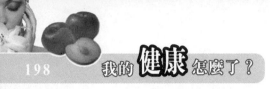

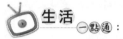
生活一點通：

手指如果被刀劃傷，且傷勢並不嚴重，可在清洗之後，以OK繃敷於傷口。不主張在傷口上塗抹紅藥水或止血粉之類的藥物，只要保持傷口乾淨即可。

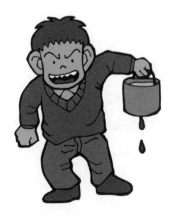

小蟲進耳不用慌

　　春天，氣候逐漸轉暖，萬物復甦，小飛蟲也多了起來，耳鼻喉門診多了許多因飛蟲入耳的病人。醫生提醒：小飛蟲飛進耳朵後亂掏極可能損害聽力。

　　人的外耳道是一條一端開口的管道，長約2.5～3公分。許多小蟲尤其是小飛蛾、蚊子容易飛進耳朵裡，小蟲在耳道內爬行、騷動、掙扎，由於耳道裡的肉皮比較嬌嫩，神經豐富，覺得耳朵又癢又痛。這些蟲子在耳道內爬行或飛動搗亂時，往往會給人們帶來難以忍受的轟隆耳鳴聲和疼痛。當飛蟲觸及耳道深處的鼓膜時，還會引起頭暈、噁心、嘔吐等症狀。如果你不斷的觸動耳道或耳廓，只會使耳道內的蟲子亂飛亂爬，更增加痛苦。嚴重的會引起鼓膜外傷，損壞聽小骨，影響聽力。

　　如果小飛蟲飛進耳朵裡，不妨利用某些小蟲向光性的生物特點，可以在暗處用手電筒的光照射外耳道口，小蟲見到亮光後會自己爬出來，也可向耳朵裡吹一口香菸，把小蟲嗆出來。如果上述方法不奏效，可

側臥使患耳向上，而後向耳內滴入數滴食用油，將蟲子粘住或殺死、悶死。當耳內的蟲子停止掙扎時，再用溫水沖洗耳道將蟲子沖出。我國古代醫學書中早有「百蟲入耳，好酒灌之」以及麻油滴入耳中斃蟲的記載。用酒、油的目的是使小蟲迅速淹死或殺死，即使不死也使其動彈不得，可以減輕痛苦，然後從容的去醫院耳鼻喉科，讓醫生幫忙。

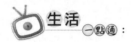 **生活**一點通：

　　小蟲飛進耳朵後千萬不可用掏耳勺亂掏，你一掏，小蟲受到刺激就會向裡飛，這樣更容易損傷鼓膜。

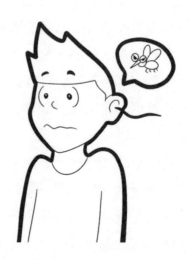

扭傷，這樣沉著應對

關節沒有充分準備時，過猛的扭轉，超過其正常的活動範圍，撕裂附著在關節外面的關節囊、韌帶及肌腱，就是扭傷，俗稱「筋傷」。扭傷的常見症狀有疼痛、腫脹、關節活動不利等，痛是必然出現的症狀，腫及皮膚青紫、關節不能轉動，都是扭傷的常見表現。

扭傷後不要慌，應該沉著應對。

一、在運動中扭傷手指

最常見於打籃球爭球時，末節手指觸球的瞬間，有觸電樣的疼痛而突然停止活動。傷後應立即停止運動，首先是冷敷，最好用冰塊。但沒有冰塊時，可用冰水代替。將手指泡在冰水中冷敷15分鐘左右，然後用冷濕布包敷。再用膠布把手指固定在伸直位置。檢查手指的活動度，如果手指的伸直彎曲都受限或者末節手指呈下垂狀，可能是發生了撕脫性骨折，一定要去醫院診治。

二、踝關節扭傷

急救時可以用毛巾包裹冰塊外敷局部，48小時後

可以用熱毛巾外敷（皮膚破損不嚴重）。首先是要制動休息，用枕頭把小腿墊高，促進靜脈回流，使淤血消散。另外可用茶水、黃酒、蛋清等調敷雲南白藥、七厘散等，2～3次/日敷傷處，外加包紮，促進淤血消散，有較好的效果。

三、腰部扭傷

見於突然的轉身或二人抬物時的用力不均，其治療要點也是靜養。應作局部冷敷，儘量採取舒服體位，或者側臥，或者仰臥屈曲，膝下墊上毛毯之類的物品。止痛後，最好是臥擔架送醫院或找醫生來家治療。

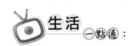

生活　一點通：

扭傷後應該注意兩點：

1. 腰扭傷者最好睡硬板床，繫寬腰帶，並訓練腰背肌。

2. 切忌在扭傷的恢復期仍然不休息，並有較多活動，造成軟組織得不到修復時間，新傷變成陳傷，局部持續疼痛、淤腫不退。

腿抽筋時使勁伸直

小腿抽筋時，用力伸直，用手扳腳拇指，並按摩抽筋部位，或者把腳跟使勁往前蹬，腳尖儘量往回鉤，這樣即可治療腿抽筋。除了這種方法外，還可以嘗試以下幾種方法：

1. 赤腳立地數秒，或用拇指按揉承山穴，抽筋即可消除。
2. 每晚睡覺時，腳下墊一枕頭，腿就不易抽筋。
3. 腿抽筋時，可立即用拇指和食指捏住上唇中央的人中穴20～30秒鐘，可使肌肉鬆弛，抽筋消除。
4. 常喝大骨頭湯預防效果好。
5. 用清涼油摩擦抽筋部位，5分鐘後可見效。

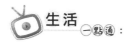
生活一點通：

腿經常抽筋說明身體缺鈣，所以平時應多吃一些含鈣多的食物，如排骨、菠菜、牛奶等。

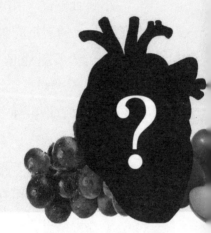

4

用好家電，應對危機

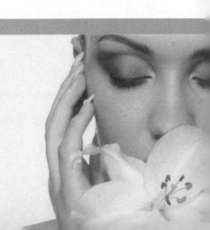

家電超過使用年限危險多

　　家用電器都有使用年限，例如電視是8～10年，電冰箱是13～16年，電腦是6年。近幾年，正進入家電報廢高峰期，每年都有一大批電視、電腦、空調等大家電報廢。但由於缺乏有效監管，大量必須淘汰的「廢家電」流入二手市場，一些不肖經銷商甚至用廢家電的零件拼裝成劣質家電，這樣不但存在安全隱患，還形成了大規模的電子垃圾污染。

　　專家認為，舊家電超過使用年限存在很大的安全隱患。比如舊冰箱會出現冷媒外洩現象，使保鮮和殺菌效果不理想，導致食物變質；舊電視機的零件磨損、顯像管老化，容易引起線路漏電或者爆炸；洗衣機的塑膠部分時間長了也會老化，導致其內部的電子零件漏電，容易使人觸電。不僅如此，這些「超齡」家電的耗電量也會增加很多，舉個例子來說，一台空調每超過使用年限1年，耗電量就會上升10％。

　　專家提醒大家，買舊家電時，要查驗廠家、生產日期、編號等標誌，目的是不被由舊零件拼起來的「組

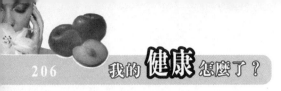
裝貨」所騙。

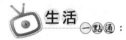

生活
————一點通：

　　洗衣機最忌倒入開水，倒入開水容易造成塑膠
體或零件變形，所以使用時，應先加入冷水再加入
熱水，且水溫不宜過高。

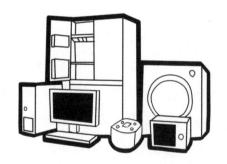

臥室裡少放家電

　　越來越多的電器被「請」進了臥室，生活似乎也變得更加舒適，然而這些電器的電輻射已經成為人們健康的隱形殺手。

　　據專家介紹，在家用電器中，電磁輻射危害較大的有電視機、電腦、組合音響、手機、電熱毯等。電磁輻射不僅會引起心悸、失眠、心動過緩、竇性心律不齊等症狀，長期處於高輻射環境中，還會使血液、淋巴液和細胞原生質發生改變，影響人體循環系統及免疫、生殖和代謝功能，嚴重時還會誘發癌症。

　　為了將這種危害降到最低，應該做到三點：一是臥室裏儘量不要放電器。即使要放，也要離床遠一些，最好在1米以外。睡覺時也不要把電子鬧鐘、手機等放在枕邊，手機至少要離頭部1.5米遠。二是購置防電磁輻射產品加以防護。三是電視機、音響等電器關機後要切斷電源，不要用遙控關機，使其處於待機狀態。只要做到這些，基本上就可以避免在休息時受到電磁輻射的危害。

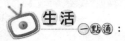

生活——一點通：

　　為了節電，做飯時要充分利用電鍋的餘熱。用電鍋做飯時，在上面蓋一條毛巾可以減少熱量損失。另外，在做米飯時，米湯沸騰後，可利用電熱盤的餘熱將米湯蒸乾，這樣能大大節約用電。

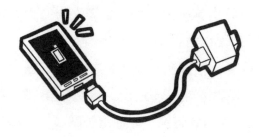

手機電池不要等到 沒電才充電

　　大多數人都認為手機電池的電力要全部放完再充電比較好，因為我們以前使用的充電電池大部分是鎳氫電池，而鎳氫電池的記憶效應使電池若不放完電再充，就會減少壽命。但現在的手機大部分都用鋰電池，而鋰電池就沒有記憶效應的問題。

　　若還是等到全部用完電後再充的話，反而會使鋰電池內部的化學物質無法反應而減少使用壽命。最好的方法就是讓手機隨時保持最佳的滿格狀態，這樣你的電池就可用得長久了。

生活一點通：

　　電池使用時間變短時，把電池用報紙包起來，再放進塑膠袋內包好，放入冰箱的冷凍室冷凍三天，然後再取出在常溫下放置兩天，再進行充電，如此可延長電池的使用壽命。

用電磁爐要注意防輻射

我們發現，電磁爐在加熱食物的過程中不可避免地會產生電磁輻射。雖然生活中幾乎所有電器都有輻射，但當電磁輻射超過人體正常負荷量時，必然會對人體造成傷害。在使用電磁爐時，應該注意以下幾點，以減少其輻射危害。

第一，在使用時儘量和電磁爐保持距離，不要靠得過近。有調查顯示，保持40釐米以上的距離較為安全。

第二，儘量減少使用時間。即使電磁爐本身輻射較小，如果長時間處於這種輻射之下，也可能會對身體造成傷害。所以大家應儘量減少與使用中的電磁爐接觸的時間。

第三，如果要較長時間地使用電磁爐(如在吃火鍋時)，應盡可能選擇有金屬隔板遮蔽的電磁爐。電磁爐若放在金屬隔板下方，測得的電磁輻射明顯較低；隔離設計不佳或直接把電磁爐放在桌面上，測得的輻射量則較大。因此，有金屬隔板的電磁爐會相對安全一

些。

　　第四，在條件允許的情況下，可以使用防電磁輻射圍裙等，這類設備可以有效地阻擋輻射的侵害。

生活 一點通：

　　使用電磁爐時，在直徑3米範圍內最好不要開收音機和電視機，以免電子波干擾。另外，不要靠近其他熱源和潮濕的地方，以免影響其絕緣性和正常工作。

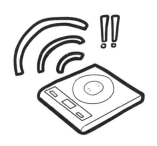

電視、電腦不要共用插座

現在，各種家電充斥著每個家庭，但牆壁上只有有限的幾個電源插座，於是家裏的插線板上往往出現「插」滿為患的狀況，空調、電視、冰箱、微波爐等共用插座的現象比比皆是。這樣做也許能省出一個插座，卻存在著很大的安全隱患。

電器使用時，每個電器所需要的電流都要流過插座電線，而一根電線每平方毫米所流過的電流是有限的。如果同一個插座上所有電器的功率總和過大，電線就會發熱，電線外面的絕緣層就容易老化變軟。一旦電線的溫度超過了金屬的熔點，電線很快就會被燒斷，引起火災。有關專家指出，多種電器共用一個插座，尤其是大功率電器共用一個插座，會增加了電器事故發生的可能。

一般插座電線都要求能通過16安培左右的電流，而電視、電腦等電器所需要的電流都在10安培左右，所以電視、電腦不能共用插座。而空調等大功率電器不僅需要單獨的插座，插座的電線還不能太細。

生活一點通：

　　在使用電器時，應先插電源插頭，後開電器開關，用完後，應先關掉電器開關，後拔電源插頭。

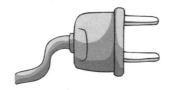

別與手機親密接觸

現在使用手機的人越來越多，幾乎已是人手一機。手機在給人們帶來方便的同時，它產生的輻射也給人們的身體健康帶來嚴重的影響，例如可能導致長期失憶、損傷睪丸細胞、女性喪失生殖能力等。

為了使手機對人體的危害降至最低，專家提議在使用手機時，應該注意以下幾點：

一、不要在撥通瞬間接電話

手機在被撥通的一瞬間的輻射是最強的，所以鈴聲剛響的時候不要去接，響過幾聲之後再接聽；撥出電話號碼後，也不要急著把電話貼在耳朵邊，看到顯示幕中的撥通信號後再說話也不遲。

二、最好不要在車上打電話

由於車廂都是金屬外殼，所以大量的手機電磁波在車內來回反射。這些電磁波密度大大超過安全標準，嚴重影響大家的健康。

三、手機信號弱時少聽電話

在弱信號環境下撥打手機，輻射明顯增大，人體

對天線輻射的吸收也可能增加，所以，在手機信號不好的時候要儘量避免打手機。

四、睡覺時別放枕邊

手機輻射對人的頭部危害較大，它會使人的中樞神經系統發生機能性障礙，引起頭痛、頭昏、多夢等症狀，有的還會對人的面部有刺激感。

五、莫把手機當胸飾

研究顯示，手機掛在胸前，會對心臟和內分泌系統產生一定影響。即使在輻射較小的待機狀態下，手機周圍的電磁波輻射也會對人體造成傷害。心臟功能不全、心律不整的人尤其要避免把手機掛在胸前。

六、男性將手機放在褲子口袋會殺死精子

醫學專家指出，手機若常掛在人體的腰部或腹部旁，其收發信號時產生的電磁波將輻射到人體內的精子或卵子，這可能會影響使用者的生育功能。

七、不要迷信手機防磁貼

事實上，手機的輻射源主要來自於它的天線部分，因此使用手機防磁貼也無法阻隔電磁波對人體的傷害。

八、不要忽視充電器的輻射

經研究證明，充電器在使用的時候所產生的輻射也可能對人體造成傷害，所以，最好離充電器遠一點，

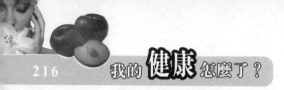
電充足後，也別忘順手把插頭拔掉。

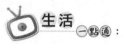

生活——一點通：

　　有人認為，手機關機以後就不會對身體造成傷害，其實不然，關機與開機一樣，都會對身體造成傷害。

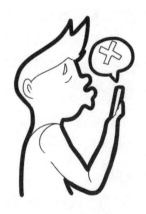

電磁爐要配什麼鍋才無害

　　無煙、無廢氣、無明火的電磁爐雖然簡單實用，但其本身存在的輻射卻讓人們在使用的時候懷有幾分畏懼。

　　防止電磁爐輻射首先要從選鍋入手。理想的電磁爐專用鍋具，應該是以鐵和鋼製品為主。因為這一類鐵磁性材料會使加熱過程中加熱負載與感應渦流相匹配，能量轉換率高，相對來說磁場外洩較少。而陶瓷鍋、鋁鍋等則達不到這樣的效果，對健康的威脅也更大一些。

生活一點通：

　　不要讓鍋具空燒、乾燒，以免電磁爐面板因過度受熱而裂開。使用完畢後，應把功率調至最小，關閉電源後再取下鍋具，加熱範圍圈內切忌用手直接觸摸。待電磁爐臺面完全冷卻後，方可使用少許中性洗滌劑擦拭，不要用金屬刷子刷洗，更不能用水直接沖洗電磁爐產品。

飲水機：
污染嚴重，應遠離熱源

　　飲水機不宜設置有光線直接照射的地方，應選擇遠離熱源。這是因為飲水瓶中有充足的氧氣，如果再加上高溫的陽光照射，微生物的繁衍會加劇。

　　另外，飲水機內部必須定期消毒，每次消毒後務必將消毒劑沖洗乾淨，以免消毒劑對人體產生危害。即便是清潔的環境中，空氣中也有2000個/M3左右的細菌。室內空氣中的一氧化碳、煙霧毒物以及飄塵和微生物，都能隨空氣被帶入飲水機中，污染原純淨水。這樣，水體中藻類和病菌經過一定時間的繁殖，會達到危害人體健康的濃度，導致飲水機的二次污染。

　　到了夏季，隨著氣溫升高，污染會更加嚴重。有研究顯示，一旦飲水機受到污染，飲用水再純淨也沒有用，飲水機只有定期清洗消毒才能保障飲用衛生安全。正常情況下，瓶裝水的使用期一般為半個月左右，最佳為一個星期，最長為一個月，而飲水機的清洗消毒一般以冬季1次/月，夏季應該1～2次/月。

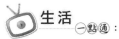生活 一點通：

　　家中無人或者晚上休息時，務必將飲水機電源開關關掉；桶內水用完時，應馬上換新水，否則長時間乾燒會導致飲水機裏加熱器產生的熱量不能及時散發，到一定溫度就可能引發火災。

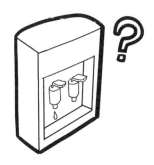

洗衣機用完要開著蓋子

　　勤快的女士們洗完衣服，除了把洗衣機裏外都擦乾淨，還要把洗衣機蓋子關上，甚至在外面套上一個罩子。卻不知，關上洗衣機蓋子不但不利於殘留水分的蒸發，還容易滋生黴菌，危害家人的健康。

　　人們也許沒有注意到，洗衣機的洗衣桶外面還有個套桶，洗衣水會在這兩個桶的夾層中間來回流動。夾層不容易清洗，時間長了會附著大量的污垢，這些污垢裏就藏著各種致病的細菌與黴菌，它們在潮濕的環境下繁殖得更快。洗衣時，黴菌孢子隨水流散佈會污染衣服並傳播到人體上，導致人們皮膚搔癢、過敏，甚至誘發皮炎。

　　日本大阪環境研究所對153台家用洗衣機進行的專項檢測，證實了洗衣機是黴菌的滋生地：當水被注入洗衣機桶內15分鐘後，每公升水中的黴菌數最多達到4566個；新洗衣機用過5個月後，內桶裏的黴菌開始明顯增多，並寄生在夾層中的污垢內；洗衣後開蓋放置的洗衣機比不開蓋的黴菌數量少40%。

因此，洗衣機洗完衣服後應該開著蓋子。頂部開門的波輪洗衣機要用乾布將裏面的水擦乾，側開門的滾筒洗衣機還要把鑲嵌在門口的墊圈中的水擦乾。不用的時候，應該把過濾袋摘下來，晾在外面充分乾燥。

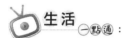

生活 一點通：

洗衣機是幫助人們做好家庭衛生的好幫手。然而，日本研究人員發現，洗衣機其實有點髒，近幾年皮膚發炎、皮膚過敏人數增多，都與洗衣機有很大的關係，所以洗衣機槽最好要3個月清洗一次。

微波爐向這些東西說「止步」

微波爐是一種高效節能的炊事用具，不但操作簡便，節省時間，而且避免了煙薰火燎。但是微波爐也不是盡善盡美，為了安全、衛生，下面這些東西是不能用微波爐加熱的。

一、忌將肉類加熱至半熟後再用微波爐加熱

因為在半熟的食品中細菌仍會生長，第二次再用微波爐加熱時，由於時間短，不可能將細菌全殺死。冰凍肉類食品須先在微波爐中解凍，然後再加熱為熟食。

二、忌再冷凍經微波爐解凍過的肉類

因為肉類在微波爐中解凍後，實際上已將外面一層低溫加熱了，在此溫度下細菌是可以繁殖的，雖再冷凍可使其繁殖停止，卻不能將活菌殺死。

三、忌油炸食品

因高溫油會發生飛濺導致火災，如萬一不慎引起爐內起火時，切忌打開，而應先關閉電源，待火熄滅

後再打開降溫。

四、忌超時加熱

食品放入微波爐解凍或加熱，若忘記取出，如果時間超過2小時，則應丟掉不要，以免引起食物中毒。

五、忌用普通塑膠容器

使用專門的微波爐器皿盛裝食物放入微波爐中加熱，一是熱的食物會使塑膠容器變形，二是普通塑膠會放出有毒物質，污染食物，危害人體健康。

六、忌用金屬器皿

因為微波爐在加熱時會與放入爐內的鐵、鋁、不銹鋼、搪瓷等器皿產生電火花並反射微波，既損傷爐體又不容易加熱食物。

七、忌使用封閉容器

加熱液體時應使用廣口容器，因為在封閉容器內食物加熱產生的熱量不容易散發，使容器內壓力過高，易引起爆破事故。即使在煎煮帶殼食物時，也要事先用針或筷子將殼刺破，以免加熱後引起爆裂、飛濺弄髒爐壁，或者濺出傷人。

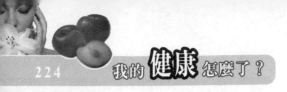
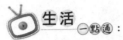

生活——一點通：

　　把蔬菜作小功率加熱至表皮收縮成乾癟狀而略軟，用塑膠袋包裝後密封保存，經浸泡後即可烹飪食用，這樣就可以吃到過季的蔬菜了。

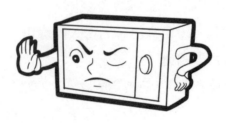

看電視要謹防致癌物

日本國立環境研究所最新進行的一項研究顯示，電視機會產生高濃度的戴奧辛和其他有毒物質。這些劇毒化學物主要是電視機內的阻燃物在高溫時裂變、分解而產生的。戴奧辛具有強烈致癌特點，還會引發心血管病、免疫功能受損、內分泌失調、流產或精子異常等。電視機內積聚的灰塵還會不斷向外擴散，形成可吸入顆粒物，對人體健康危害很大。

所以，看電視時最好每隔1小時進行一次10分鐘左右的通風換氣，這樣可有效降低可吸入顆粒物和戴奧辛的濃度。電視機使用一段時間後，最好請專業人士來家裏進行除塵處理，也可用小型吸塵器對著散熱孔簡單除塵。另外，空氣淨化器對清除可吸入顆粒物效果也非常好，最好選擇液晶等環保型電視機。

此外，看電視時應該坐在電視的正前方，最佳距離是電視畫面對角線長度的6至8倍。看完電視後用溫水清洗裸露的皮膚。不要邊看電視邊吃飯，因為戴奧辛對食物有極強的吸附能力。

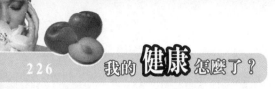
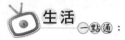

生活一點通：

　　家長過早讓孩子接觸電視會損害兒童的視力、聽力。其次，電視不會造就神童，電視畫面難以重複刺激嬰幼兒的腦細胞，反而會令嬰幼兒的腦神經迴路產生異常，所以父母不要讓嬰幼兒常看電視。

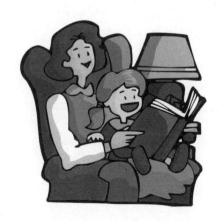

電腦最好放在窗戶邊

人們在使用電腦時，處於近距離視物狀態，很容易令眼肌疲勞，因此需要經常遠眺以改變這種狀態。如果電腦緊貼牆壁擺放，使用者抬起頭時，映入眼簾的就是一堵牆，這種情況下，眼睛不但無法得到良好的調節和放鬆，還會加重視神經的緊張和疲勞，長此以往會導致近視，或使近視程度進一步加深。

不僅如此，長時間近距離視物，還會導致大腦不斷接收到緊張信號，令人們出現頭昏腦脹、疲勞、焦慮等一系列不適的症狀。

專家建議，電腦最好擺放在窗戶邊，螢幕和牆壁之間的距離最好在1米以上。如果必須把電腦靠牆壁放置，不妨在後面的牆壁上貼一些綠色或藍色的畫（如森林或大海），這些冷色調的牆紙進入視線，傳遞到大腦後，可以使情緒得到鎮靜，並有效地緩解焦慮和疲勞症狀，使人心境變得開闊。

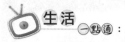

生活一點通：

　　臨睡前使用電腦，可能給睡眠帶來不良影響。睡前使用電腦能使體溫升高，破壞體溫變化規律。在使用電腦的過程中，明亮的顯示螢幕，程式的活動，都對眼睛和神經系統有強烈的刺激，使體溫處於相對較高的狀態。中樞神經晝夜溫差小，睡眠品質自然也就差了。

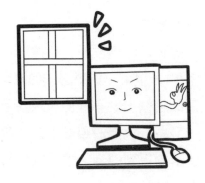

用電腦每分鐘最好 眨眼20次

　　長期使用電腦的人普遍患有乾眼症，即容易眼乾、眼紅和疲倦。專家認為這與使用電腦時眨眼次數不足有密切的關係。

　　當人們注視螢幕時，眨眼次數會在無形中減少，由每分鐘眨眼20～25次，減少至5～10次，進而減少了眼內潤滑劑——淚液的分泌。同時，眼球長時間暴露在空氣中，使水分蒸發過快，造成眼睛乾澀不適。長期如此，就容易造成乾眼症，嚴重的甚至會損傷角膜。專家的建議是：多眨眼，每隔一小時至少休息一次。

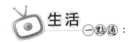

生活一點通：

　　長時間對著電腦不利於眼睛的健康，專家建議：每天喝「四杯茶」，不僅可以減少輻射，還有益於保護眼睛。

兩招搞定落枕

　　早晨起床後發現脖子僵硬疼痛，不能轉動，這多半是由於睡覺姿勢不良造成的。太軟的枕頭和床墊會造成頸背部肌肉持續緊張，刺激神經而產生疼痛，治療的關鍵在於肌肉的徹底放鬆。急救方案：

1. 淋浴 5 分鐘，要使熱水直接落在頸部和背部，可以促進血液循環，緩解肌肉緊張，減輕疼痛。

2. 將下巴頂在前胸，持續一會，然後頭向後仰，眼向上看，持續一會頭再向前伸。最後向兩邊輕輕轉動脖子數次，這套動作對輕微的落枕很有效。

生活一點通：

　　過軟的床鋪睡久了會使人的體形畸變，如彎腰駝背等。小孩及青少年尤其不宜睡過軟的床鋪。

　　床鋪的硬度，從保健角度看，以在木板床上鋪兩床棉絮的軟硬度為宜，冬季可稍加一些墊褥。

用冷毛巾救洗澡時
出現的不適症

　　洗澡是一件十分舒服的事，它可以消除疲勞，增進健康。但是，有的人在洗澡時常會出現心慌、頭暈、四肢乏力等現象，嚴重時會跌倒，發生外傷。這些人多有貧血症狀，是洗澡時水蒸氣使皮膚的毛細血管開放，血液集中到皮膚，影響全身血液循環引起的；也可能因洗澡前數小時未進餐、血糖過低引起。

　　急救措施：萬一出現這種情況不必驚慌，只要立即離開浴室躺下，並喝一杯熱水，慢慢就會恢復正常。如果較嚴重，可取平臥位，最好用身邊可取到的書、衣服等把腿墊高。待稍微好一點後，應把窗戶打開通風，用冷毛巾擦身體，從顏面擦到腳趾，然後穿上衣服，頭向視窗，就能恢復。

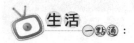

生活一點通：

為了防止洗澡時出現不適，我們應該做好以下工作：

1. 平時注意鍛鍊身體，增強體質，穩定身體神經調節功能。

2. 洗澡時忌吸菸，洗完之後立即離開浴室。

3. 為防止洗澡時出現不適，應縮短洗澡時間或間斷洗澡。另外，洗澡前喝一杯溫熱的糖開水。

4. 為了預防洗澡時突然昏倒，浴室內要安裝抽風扇，這樣可保持室內空氣新鮮。

5. 有心絞痛、心肌梗塞等心臟病的患者應避免長時間洗澡。

流鼻血時捏鼻子5分鐘

　　鼻子由鼻中隔分為前後兩部分，前部聚集了大量毛細血管，是最常見的出血處。而掩蓋鼻子嗅覺神經的鼻膜脆弱易傷，遇到乾燥的天氣，或碰傷如挖鼻孔、揉擦鼻子、經常擤鼻子或打噴嚏，都可能令鼻膜受損導致流鼻血。

　　一般來說，流鼻血的症狀都相當輕微，可自行急救或找人幫助，方式如下：

1. 坐下並鬆開圍在頸項上的衣物。
2. 稍向前傾，不要仰頭，應任由鼻血從鼻腔流出，而非倒流入咽喉。
3. 用嘴呼吸，緊捏鼻樑部位約 5 分鐘。四分半鐘後若鼻腔止血，便可放鬆鼻樑，否則應繼續捏緊鼻樑。
5. 鼻腔止血後，繼續以口呼吸，4 小時內不要擤鼻子或嘗試清除鼻腔內的血塊。

　　如果這樣仍然無法使出血得到控制，出血持續超過20分鐘，或鼻子遭撞擊受傷，出現移位、腫脹或變

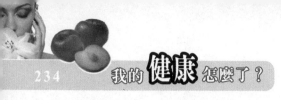
色等症狀時，應立即前往醫院找醫生。

為了避免鼻子因乾燥而流鼻血，平時應保持鼻孔的濕度，多喝水，或按需要在鼻孔裏塗用凡士林等潤滑劑，都能緩解乾燥引起的鼻出血。冬天家裏暖氣很熱時，也應在暖氣旁邊放一杯或一盆清水，保持室內濕度。

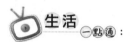

生活一點通：

如果老年人鼻部反覆地大量出血，會使血管受到嚴重傷害，甚至威脅生命。所以，老年人鼻出血要立即送往醫院，不能拖延。

家人噎食自有辦法

有80％的人噎食發生在家中，病情急重。搶救噎食能否成功，關鍵在於是否及時識別診斷，是否分秒必爭地進行就地搶救。如搶救得當，可使50％的病人脫離危險。

美國醫生哈姆立克發明了一種簡便易行、人人都能掌握的急救法「哈姆立克急救法」。其具體操作方法是：意識尚清醒的病人可採用立位或坐位，搶救者站在病人背後，雙臂環抱病人，一手握拳，使拇指掌關節突出點頂住病人腹部正中線臍上部位，另一隻手的手掌壓在拳頭上，連續快速向內、向上推壓衝擊6～10次(注意不要傷其肋骨)。

昏迷倒地的病人採用仰臥位，搶救者騎跨在病人髖部，按上法推壓衝擊臍上部位。這樣衝擊上腹部，突然增大了腹內壓力，可以抬高膈肌，使氣道瞬間壓力迅速加大，肺內空氣被迫排出，使阻塞氣管的食物(或其他異物)上移並被驅出。這一急救法又被稱為「腹部壓擠法」。如果無效，隔幾秒鐘後，可重複操作一

次，造成人為的咳嗽，將堵塞的食物團塊衝出氣道。

此法還可以用來自救。如果發生食物阻塞氣管時，旁邊無人，或即使有人，病人往往已開口說話呼救，病人必須迅速利用兩、三分鐘左右神志尚清醒的時間自救。此時可自己取立位姿勢，下巴抬起，使氣管變直，然後將腹部上端(劍突下，俗稱心窩部)靠在一張椅子的背部頂端或桌子的邊緣，或陽臺欄杆轉角，突然對胸腔上方猛力施加壓力，也會得到同樣的效果——氣管食物被衝出。

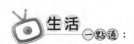

生活一點通：

老年人預防噎食，除了及時治療各種誘因疾病之外，還應注意做到「四宜」：食物宜軟、進食宜慢、飲酒宜少、心宜平靜。

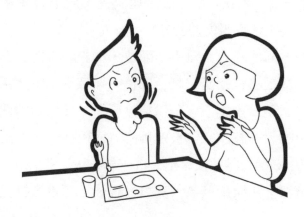

異物卡在咽部不要亂捅亂撥

異物卡在咽部時，應立即停止進食，並儘量減少吞咽動作，用手指或筷子刺激咽後壁誘發嘔吐動作，以幫助排除咽部異物。若此法無效，救助者可令患者張大口腔，以手電筒或檯燈照亮口腔內部，用筷子或勺柄將舌面稍用力向下壓，同時讓患者發「啊」聲，即可清晰看到咽部的全部情況，若發現異物，可用長鑷子或筷子夾住異物，輕輕地撥出即可。對於位置較深、探查撥出困難的異物，不要亂捅亂撥，避免發生新的創傷，應立即去醫院，交由醫生處置。

生活——一點通：

魚刺卡在咽部時，不要試圖用吞咽飯團、饅頭等辦法把魚刺帶下去，這樣做不僅難以帶走魚刺，反而會使魚刺越扎越深。

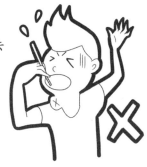

扎了刺別急著拔

日常生活中，扎到刺的事情很常見，此時，不要急於拔出，稍不留神，容易將露在外面的一截刺弄斷，反而會使它越陷越深。其實，只要掌握合適的方法，就能順利地除掉刺。

竹、木類的刺，例如免洗筷、牙籤等，扎入肉中，可用微火燒縫衣針，待冷卻後，輕輕地挑開刺周圍小面積的表皮組織，再用鑷子夾住刺頭迅速拔出，最後可消炎止痛的藥膏。

當竹、木類刺進肉裏較深時，可先在有刺處滴幾滴芝麻油，過一段時間，刺會突出，再用鑷子去除。

如果魚刺扎進肉中，可用棉花淋上陳醋敷。在有刺的部位，用紗布貼幾分鐘，魚刺就容易軟化，輕拔就可以將刺除掉。

如果仙人掌刺扎進肉中，可用膠布貼敷，用吹風機吹一會，然後快速揭去膠布，刺可去除。

如果刺扎進指甲縫，將甘草用水浸泡變軟，然後貼敷在被刺部，刺自然冒起，再用鑷子夾出。

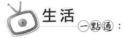

生活一點通：

　　手指如果被刀割傷，且傷勢並不嚴重，可在清洗之後，以OK蹦敷於傷口。不主張在傷口上塗抹紅藥水或止血粉之類的藥物，只要保持傷口乾淨即可。

小蟲鑽進耳朵裡不用慌

　　春天，氣候逐漸轉暖，萬物復甦，小飛蟲也多了起來，耳鼻喉門診接診了許多因飛蟲入耳的病人。醫生提醒：小飛蟲飛進耳朵後亂掏最有可能損害聽力。

　　人的外耳道是一條一端開口的管道，長約2.5至3釐米。許多小蟲尤其是小飛蛾、蚊子容易飛進耳朵裏，小蟲在耳道內爬行、騷動、掙扎，由於耳道裏的肉皮比較嬌嫩，神經豐富，會覺得耳朵又癢又痛。

　　這些蟲子在耳道內爬行或飛動搗亂時，往往會給人們帶來難以忍受的轟隆耳鳴聲和疼痛。當飛蟲觸及耳道深處的鼓膜時，還會引起頭暈、噁心、嘔吐等症狀。如果你不斷地觸動耳道或耳廓，只會使耳道內的蟲子亂飛亂爬，更增加痛苦。嚴重的會引起鼓膜外傷，損壞聽小骨，影響聽力。

　　如果小飛蟲飛進耳朵裏，不妨利用某些小蟲向旋光性的生物特點，可以在暗處用手電筒的光照射外耳道口，小蟲見到亮光後會自己爬出來，也可向耳朵裏吹一口香菸，把小蟲嗆出來。

如果上述方法無法奏效，可側臥使患耳向上，而向後耳內滴入數滴食用油，將蟲子粘住或殺死、悶死。當耳內的蟲子停止掙扎時，再用溫水沖洗耳道將蟲子沖出。油的目的是使小蟲迅速淹死或殺死，即使不死也使其動彈不得，可以減少些痛苦，然後從容地去醫院耳鼻喉科，讓醫生幫忙。

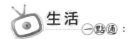
生活一點通：

　　小蟲飛進耳朵後千萬不可用掏耳棒亂掏，你一掏，小蟲受到刺激就會向裏飛，這樣更容易損傷耳膜。

扭傷，要沉著應對

關節沒有充分準備時，過猛的扭轉，超過其正常的活動範圍，撕裂附著在關節外面的關節囊、韌帶及肌腱，就是扭傷，俗話稱為「筋傷」。扭傷的常見症狀有疼痛、腫脹、關節活動不利等，痛是必然出現的症狀，腫及皮膚青紫、關節不能轉動，都是扭傷的常見表現。扭傷後不要慌，應該沉著應對。

一、在運動中扭傷手指

最常見於打籃球爭球時，末節手指觸球的瞬間，有觸電樣的疼痛而突然停止活動。傷後應立即停止運動，首先是冰敷，最好用冰塊。但沒有冰塊時，可用冰水代替。將手指泡在冰水中冷敷15分鐘左右，然後用布包敷。再用膠布把手指固定在伸直位置。檢查手指的活動度，如果手指的伸直彎曲都受限或者末節手指呈下垂樣，可能是發生了撕裂性骨折，一定要去醫院診治。

二、踝關節扭傷

急救時可以用毛巾包裹冰塊外敷局部，48小時後

可以用熱毛巾外敷(皮膚破損不嚴重時可用)。首先是要休息，用枕頭把小腿墊高，促進靜脈循環，使淤血消散。另外可用茶水、黃酒、蛋清等調敷雲南白藥、七厘散等，2～3次/日敷傷處，外加包紮，促進淤血消散，有較好的效果。

三、腰部扭傷

見於突然的轉身或二人抬物時的用力不均，其治療要點也是要靜養。應在局部作冷敷，儘量採取舒服體位，或者側臥，或者仰平臥屈曲，膝下墊上毛毯之類的物品。止痛後，最好是到醫院治療。

生活一點通：

腰扭傷者最好睡硬板床，紮寬腰帶，並鍛鍊腰背肌。切忌在扭傷的恢復期仍然不休息，並有較多活動，造成軟組織得不到修復時間，新傷變成陳傷，局部持續疼痛、淤腫不退。

一氧化碳中毒，家庭急救「四步驟」

當一氧化碳吸入人體後，與血液內的血紅蛋白結合成碳氧血紅蛋白，且不易解離，導致人體缺氧而發生中毒。輕度中毒病人意識尚清楚，表現為頭暈、頭痛、噁心、嘔吐、心悸等症狀；中度中毒者併發有神志不清、皮膚黏膜呈櫻桃紅色改變；重者出現昏迷、休克，危及生命。

由於一氧化碳中毒的程度，與病人在中毒環境中所處時間長短，及空氣中毒氣濃度的高低有密切關係，所以，當發現家庭發生煤氣中毒時，應當分秒必爭地進行搶救。家庭急救要做到井然有序，並按照以下4個步驟進行：

1. 打開門窗將病人從房中搬出，搬到空氣新鮮、流通而溫暖的地方，同時關閉瓦斯開關。

2. 檢查病人的呼吸道是否暢通，發現鼻、口中有嘔吐物、分泌物應立即清除，使病人自主呼吸。對呼吸淺表者或呼吸停止者，要立即進行口對口呼

吸。方法是：讓病人仰臥，解開衣領和緊身衣服，搶救者一手緊捏病人的鼻孔，另一手托起病人下頜，使其頭部充分後仰，並用這只手翻開病人嘴唇，搶救者吸足一口氣，對準病人嘴部大口吹氣。吹氣停止後，立即放鬆捏鼻的手，讓氣體從病人的肺部排出。如此反覆進行，頻率為成人每分鐘 14 至 16 次，兒童 18 至 24 次，幼兒 30 次，直到病人出現自主呼吸。

3. 給病人蓋上大衣或毛毯、棉被，防止受寒發生感冒、肺炎。可用手掌按摩病人軀體，在腳和下肢放置熱水袋，促進吸入毒物的消除。

4. 對昏迷不醒者，可以手指尖用力掐人中(鼻唇溝上 1/3 與下 2/3 交界處)、十宣(兩手十指尖端，距指甲約 0.1 寸處)等穴位；意識清醒的病人，可飲濃茶水或熱咖啡。一般輕症中毒病人，經過上述處理，都能逐漸使症狀消失。

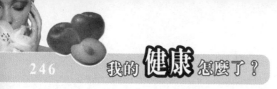
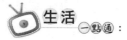生活一點通：

　　對於中毒程度重的病人，在經過上述處理後，應儘快送往醫院，並應注意在運送病人途中不可中斷搶救措施。

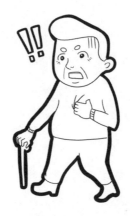

沉著應對突發心肌梗塞

急性心肌梗塞是由於冠狀動脈粥樣硬化、血栓形成或冠狀動脈持續痙攣，導致冠狀動脈或分支閉塞，導致心肌因持久缺血缺氧而發生壞死。

此病多見於老年人，是一種突發而危險的急病，但在發病前多會出現各種前兆症狀。如自覺心前區悶脹不適、鈍痛，鈍痛有時向手臂或頸部放射，伴有噁心、嘔吐，氣促及出冷汗等。此時要立刻停止體力活動，平息激動的情緒以減輕心肌耗氧量，同時口服硝酸甘油片或亞硝酸異戊酯等速效擴血管藥物，部分病人可避免心肌梗塞的發生。

當急性心肌梗塞發生時，患者自覺胸骨下或心前區劇烈而持久的疼痛，有些患者無劇烈胸痛感覺，或由於心肌下壁缺血表現為突發性上腹部劇烈疼痛，但其他症狀會表現更加嚴重，休息和服用速效擴血管藥物也不能緩解疼痛。若身邊無救助者，患者本人應立即呼救，撥通119急救電話或附近醫院電話。在救援到來之前，可深呼吸然後用力咳嗽，其所產生胸壓和震

動，與心肺復甦中的胸外心臟按壓效果相同，此時用力咳嗽可為後續治療贏得時間，是有效的自救方法。

醫學統計資料顯示，心肌梗塞發生的最初幾小時是最危險的時期，大約有三分之二的患者在未就醫之前死亡。而此時慌亂搬動病人、背負或攙扶病人勉強行走去醫院，都會加重心臟負擔使心肌梗塞的範圍擴大，甚至導致病人死亡。

因此，急救時患者保持鎮定的情緒十分重要，家人或救助者更不要驚慌，應就地搶救，讓病人慢慢躺下休息，儘量減少其不必要的體位變動，並立即給予10毫克安定口服，同時呼叫救護車或醫生前來搶救。

在等待期間，如病人出現面色蒼白、手足濕冷、心跳加快等情況，多表示已發生休克，此時可使病人平臥，足部稍墊高，去掉枕頭以改善大腦缺血狀況。如病人已昏迷、心臟突然停止跳動，家人不可將其抱起晃動呼叫，而應立即採用拳擊心前區使之復跳的急救措施。

若無效，則立即進行胸外心臟按壓和口對口人工呼吸，直至醫生到來。

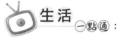生活一點通：

　　冠心病、心絞痛患者或者有冠心病危險因素的人，要盡力預防心肌梗塞的發生，在日常生活中要注意保持心情愉快，絕對不搬抬過重的物品，還要注意天氣的變化、適時保護自己。

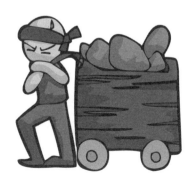

腿抽筋時使勁伸直

小腿抽筋時，用力伸直，用手扳腳拇指，並按摩抽筋部位，或者把腳跟使勁往前蹬，腳尖儘量往回鉤，這樣即可治療腿抽筋。除了這種方法外，還可以嘗試以下幾種方法：

1. 赤腳立地數秒，或用拇指按揉承山穴，抽筋即可消除。
2. 每晚睡覺時，腳下墊一顆枕頭，腿就不易抽筋。
3. 腿抽筋時，可立即用拇指和食指捏住上唇中央的人中穴20～30秒鐘，可使肌肉鬆弛，抽筋消除。
4. 常喝骨頭湯預防效果好。
5. 用萬金油用力摩擦抽筋部位，5分鐘後可見效。

生活一點通：

腿經常抽筋說明身體缺鈣，所以平時應多吃一些含鈣多的食物，如排骨、菠菜、牛奶等。

中暑有先兆，急救措施多

當人在高溫(一般指室溫超過35℃)環境中，或炎夏烈日曝曬下從事一定時間的勞動，且無足夠的防暑降溫措施，體內積蓄的熱量不能向外散發，以致體溫調節發生障礙，如過多出汗，身體失去大量水分和鹽分，這時就很容易引起中暑。在同樣的氣溫條件下，如伴有高濕度和氣流靜止，更容易引起中暑。此外，帶病工作、過度疲勞、睡眠不足、精神緊張也是高溫中暑的常見誘因。

中暑發病急驟，大多數患者有頭暈、眼花、頭痛、噁心、胸悶、煩躁等前兆，中暑治療效果最主要取決於搶救是否及時，如能及時發現及治療，完全可以防止中暑的發生及發展。那麼，一旦中暑應採取哪些急救措施呢？

首先應將患者迅速搬離高溫環境，到通風良好而陰涼的地方，解開患者衣服，用冷水擦拭其面部和全身，尤其是大血管分佈的部位，如頸部、腋下及腹股溝，可以加置冰袋。讓患者補充淡鹽水或含鹽的清涼

飲料，或用電扇向患者吹風，或將患者放置在空調房間(溫度不宜太低，保持在22℃～25℃)。同時用力按摩患者的四肢，以防止血液循環停滯。

　　當患者清醒後，給患者喝些涼開水，同時服用防暑藥品。對於重度中暑者，除立即把其從高溫環境中轉移到陰涼通風處外，還應將患者迅速送往醫院進行搶救，以免發生生命危險。

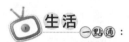
生活 一點通：

　　在高溫季節，並且大量出汗的情況下，適當飲用淡鹽水或鹽茶水，可以補充體內失掉的鹽分，達到防暑的目的。另外，高溫作業者要進行體檢，凡是患有心血管病、持續性高血壓、活動性肺結核、潰瘍病等疾病者，應脫離高溫環境工作崗位。

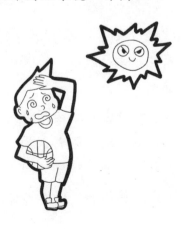

永續圖書
線上購物網

www.foreverbooks.com.tw

◆　加入會員即享活動及會員折扣。

◆　每月均有優惠活動，期期不同。

◆　新加入會員三天內訂購書籍不限本數金額，
　　即贈送精選書籍一本。（依網站標示為主）

專業圖書發行、書局經銷、圖書出版

永續圖書總代理：

五觀藝術出版社、培育文化、棋茵出版社、大拓文化、讀
品文化、雅典文化、知音人文化、手藝家出版社、璞申文
化、智學堂文化、語言鳥文化

活動期內，永續圖書將保留變更或終止該活動之權利及最終決定權。

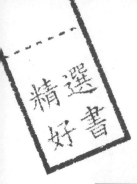

石頭為什麼蹦蹦跳:我的第一本趣味地理人文故事

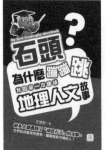

璀璨的古代遺址是歷史學家眼中的無價之寶,尊重其他民族的獨特習俗是人際交往的基礎,毫不起眼的小石頭可能是我們的重要能源,美麗的自然風光是文人墨客的靈感源泉……

「秀才不出門,便知天下事」,一個個生動有趣的故事,講述著整個世界的精彩!

這樣也可以?香蕉皮不只能絆倒人

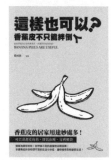

被我們視為垃圾的香蕉皮,其實是有很多用處!

可以清潔皮傢俱、降低血壓、皮膚皸裂。

集結許多你想不到的生活小妙招,讓你擁有全新創意生活!

真相不只一個:世紀文學大師精選輯

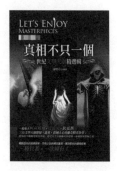

一起進入 柯南道爾 & 愛倫坡 & 狄更斯 三位文學大師懸疑、詭異、震撼人心及呼喚人性的離奇精采故事;體會時空輾轉變換的神祕,感受靈魂或鬼怪粉墨登場的怪誕,體會人生各種離奇的遭遇,感受這場驚悚懸疑之旅!

為你開啟知識的殿堂

一篇篇精彩故事,都讓你拍案叫絕、讚嘆不已

i-smart

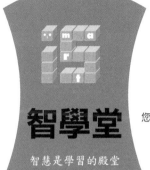

智學堂

智慧是學習的殿堂

★ 親愛的讀者您好，感謝您購買

我的健康怎麼了？
改變習慣，立即甩掉惱人毛病！

這本書！ 為了提供您更好的服務品質，請務必填寫回函資料後
寄回，我們將贈送您一本好書（隨機選贈）及生日當月購書優惠，
您的意見與建議是我們不斷進步的目標，智學堂文化再一次感謝
您的支持！想知道更多即時的訊息，請搜尋"永續圖書粉絲團"

您也可以使用以下傳真電話或是掃描圖檔寄回本公司電子信箱，謝謝！

傳真電話：　　　　　　　　　　　　電子信箱：
（02）8647-3660　　　　　　　　yungjiuh@ms45.hinet.net

姓名：＿＿＿＿＿＿＿＿＿ ○先生 ○小姐　生日：＿＿＿＿＿＿＿　電話：＿＿＿＿＿＿＿＿＿

地址：＿＿＿＿＿＿＿＿＿＿＿＿＿＿＿＿＿＿＿＿＿＿＿＿＿＿＿＿＿＿＿＿＿＿＿＿＿

E-mail：＿＿＿＿＿＿＿＿＿＿＿＿＿＿＿＿＿＿＿＿＿＿＿＿＿＿＿＿＿＿＿＿＿＿＿

購買地點（店名）：＿＿＿＿＿＿＿＿＿＿＿＿＿＿　購買金額：＿＿＿＿＿＿＿＿

職　　業：○學生　○大眾傳播　○自由業　○資訊業　○金融業　○服務業　○教職
　　　　　○軍警　○製造業　○公職　○其他＿＿＿＿＿＿＿＿＿＿＿＿＿＿＿＿

教育程度：○高中以下（含高中）　　○大學、專科　　○研究所以上

您對本書的意見：☆內容　　　　　　○符合期待　○普通　○尚改進　○不符合期待
　　　　　　　　☆排版　　　　　　○符合期待　○普通　○尚改進　○不符合期待
　　　　　　　　☆文字閱讀　　　　○符合期待　○普通　○尚改進　○不符合期待
　　　　　　　　☆封面設計　　　　○符合期待　○普通　○尚改進　○不符合期待
　　　　　　　　☆印刷品質　　　　○符合期待　○普通　○尚改進　○不符合期待

您的寶貴建議：

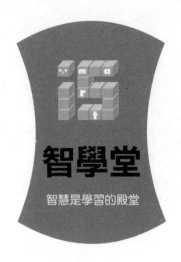
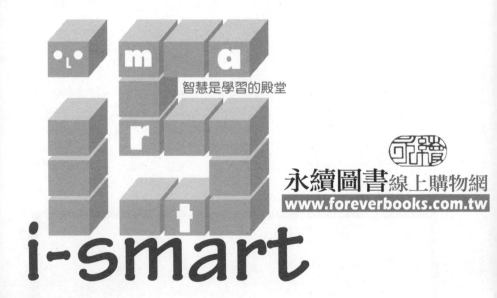